DIE WEIBLICHE KRAFT ENTFALTEN

Dieses Buch lädt Sie ein, eine zutiefst weibliche Form des Yoga kennenzulernen: Yoga für den Beckenboden. Dieser Körperbereich mit seinem Einfluss auf Haltung, Wohlbefinden, Organtätigkeit, Gefühle und Ausstrahlung kann gezielt über yogische Techniken harmonisiert und trainiert werden. Mit seinen gegensätzlichen Aufgaben wie Durchlässigkeit und Stützkraft spiegelt er die Anpassungsfähigkeit wider, die das Leben oft von uns fordert. Eine sanfte und körperbewusste Yoga-Praxis mit einer tiefen Verbindung zur inneren Mitte ist daher ein Weg zur Weiblichkeit und zur inneren Kraft.

VERBORGENE POTENZIALE WECKEN

Eine regelmäßige Yoga-Praxis schenkt Ihnen ein tieferes Verständnis für den eigenen Körper mit seinen individuellen Zyklen, seinen Stärken und seinen Grenzen. Eine Vielzahl von Techniken und Übungen speziell für den Beckenboden wirkt ausgleichend, stärkend oder energetisierend. Es lohnt, sie kennenzulernen und für das eigene Wohlbefinden zu nutzen.

VERBUNDENHEIT ERLEBEN

Yoga ist heute ein fester Bestandteil von Wellnessangeboten und ganzheitlichen Gesundheitsprogrammen. Verbreitet sind Yoga gegen Rückenschmerzen, als Hilfe bei Stress oder als Rezept gegen Schmerzen. Sich mit einer persönlichen Yoga-Praxis dem Beckenboden zuzuwenden ist eine besondere Perle des Yoga, die es erlaubt, sich einem empfindsamen Bereich zu nähern. Der Beckenboden ist entscheidend für ein gutes Körpergefühl, einen aufgerichteten sowie starken und belastungsfähigen Rücken. Gleichzeitig ist er Impulsgeber für viele Bewegungen. Eine bewusste Körperarbeit ermöglicht es zudem, die eigene Sinnlichkeit neu und tiefer zu entdecken. Sich einfühlsam mit der weiblichen Mitte zu befassen, schenkt uns also viele Vorteile.

Yoga als Kombination von Körperhaltungen, Atemübungen und Meditation lässt Verbundenheit entstehen, in erster Linie zu sich selbst, aber auch zur großen Gemeinschaft der Frauen. Wenn wir uns auf den Beckenboden fokussieren, spüren wir uns tief in das eigene Körperhaus hinein. Dabei wächst das Bewusstsein für wertvolle Qualitäten, die viele Frauen verkörpern, die das Weibliche seit jeher ausmachen.

Wohl jedes Frauenleben ist von Dysbalancen begleitet, die häufig in Wandlungsphasen auftreten. Pubertät, Schwangerschaft und Stillzeit ebenso wie Menopause lassen in jeder von uns neben positiven Gefühlen auch Unsicherheiten wachsen. Das Erleben, mit diesen Veränderungen nicht allein zu sein, stärkt den Willen, das Notwendige zu unternehmen. Mehr noch: körperliche und emotionale Veränderungen mit Anmut, Würde und Freude anzunehmen.

EIN YOGA DER WEIBLICHKEIT

Die uralte Lehre des Yoga wurde in Indien von Männern für Männer entwickelt. Erst in jüngerer Zeit hat sie im westlichen Alltag als Lebenshilfe Verbreitung gefunden und ist dabei auch ein heilsamer Begleiter für Frauen geworden. Spezielle Yoga-Programme von Frauen für Frauen wurden entwickelt, wie zum Beispiel durch Gita Iyengar, die Tochter des legendären Yoga-Meisters B. K. S. Iyengar. Sie modifizierte wie manch andere Pioniere Yoga-Haltungen und erweiterte die Themen der Meditation, um weiblichen Bedürfnissen bezüglich des Körpers und des Geistes nachzukommen und in der Tiefe des modernen Frauseins eine eigene geheimnisvolle Welt zu entdecken.

Bewusstheit für und Freude am eigenen Körper – das macht eine Frau besonders sinnlich.

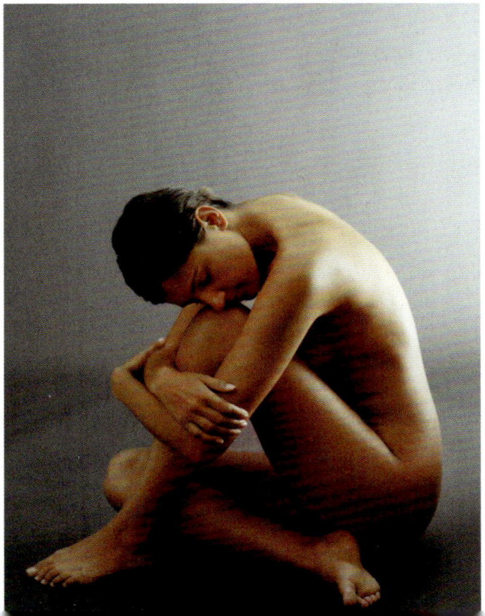

Yoga kann Frauen heute helfen, sich von destruktiven und unangebrachten gesellschaftlichen Vorstellungen über den perfekten Körper und eine vorbestimmte Frauenrolle zu befreien, eigene Kräfte zu entwickeln und sich in Weiblichkeit, Anmut und Individualität sicher zu fühlen. Dem Beckenboden kommt dabei eine Schlüsselrolle zu.

Verbindung, die stärkt und schützt

Yoga – das heißt »Verbindung« oder »Vereinigung«. Diese jahrtausendealte Tradition zeigt viele Wege auf, sich selbst näher zu kommen. Stetige Modifikationen passen das Konzept an den jeweiligen Zeitgeist sowie sich wandelnde kulturelle und gesellschaftliche Gegebenheiten an. Deshalb bietet die alte Lehre uns auch heute noch Lösungen für individuelle und aktuelle Probleme.

Die Basis des Yoga ist nach wie vor eine positive, gesunde Lebenseinstellung, die es uns möglich macht, sich behütet und als Teil einer großen Gemeinschaft und der Natur zu empfinden. Das bedeutet auch, Verantwortung für sich und andere zu übernehmen. Denn wir wissen: Unser Handeln hat Folgen und Konsequenzen auf allen Lebensebenen. Durch Yoga können wir aber auch erfahren, dass wir in der Gemeinschaft unterstützt und durch sie ergänzt werden.

Diese philosophische Weisheit lässt sich fast überall auch direkt mit dem Körper erleben. Der Beckenboden kann beispielsweise dann seine vielfältigen Aufgaben nicht bewältigen, wenn er durch Fehlhaltungen des Körpers unter Druck gesetzt wird. Für die Gesamtheit des Rumpfes bildet er an der Basis einen elastischen Gurt zwischen der Rücken- und der Bauchmuskulatur. Erst der Verbund aller Rumpfmuskeln gewährleistet, dass der Bauchdruck zum Beispiel beim Joggen, Heben oder Husten adäquat abgefangen wird. Nur so kann der Beckenboden sicher reflektorisch und reaktiv agieren. Entscheidend daran beteiligt ist auch der quer verlaufende Bauchmuskel, der sich wie ein breiter Taillengürtel zwischen dem unteren Rippenbogen und dem oberen Rand der Beckenschaufeln spannt.

Die Basis entdecken

Die Entdeckungsreise des »Yoga für den Beckenboden« beginnt mit der Wahrnehmung des Körpers und des Atems. Auch die Übungen, die Sie in diesem Buch und auf der DVD erwarten, betonen das einfühlsame Beobachten und Erspüren der Beckenregion. Der Körper wird durch diese achtsame Praxis und feine Bewegungen stabilisiert – nicht zuletzt eine entscheidende Voraussetzung für einen gesunden Geist und eine ausgeglichene Psyche. Denn der Körper ist das Haus, in dem die Seele oder der Geist lebt. Die Yogis sprechen sogar von einem Tempel. Wie bei jedem Haus ist ein stabiles Fundament nötig, das die Mauern aufrecht stehen lässt und eine solide Statik gewährleistet. Das Fundament des Körperhauses ist der Beckenboden.
Ein trainierter Beckenboden – kräftig, elastisch und anpassungsfähig – richtet die Wirbelsäule auf, sichert die dynamische Beweglichkeit des Beckens und stabilisiert den ganzen Körper. Ein verkrampfter Beckenboden hingegen blockiert die nötigen Beckenbewegungen und schränkt eine sinnvolle Gewichtsübertragung des Rumpfes auf die Beine ein. Die Bewegungen werden hölzern und steif, Wirbelsäule, Hüft- und Kniegelenke unnötig überbelastet. Sogar Schulter, Nacken und Kiefer können schmerzhaft verspannen. Ein verkrampftes Becken kann nicht tanzen, sich nicht frei bewegen, sodass Flexibilität und Lebensfreude in der Mitte des Körpers blockiert bleiben.
Das Becken spielt für Körperhaltung und Bewegungsharmonie eine entscheidende Rolle. Ein zu schwacher Beckenboden verändert die Balance: Der Körper verliert die Verbindung zum Boden, die Auftriebskraft fehlt. Das wirkt sich auch auf die Psyche und auf das allgemeine Empfinden aus. Gefühle wie Unsicherheit, Trägheit oder der Eindruck, »in den Seilen zu hängen«, können entstehen.
Die Yoga-Praxis lehrt uns, die Defizite auszugleichen. Das heißt, den Beckenboden zu aktivieren, wenn die kraftvolle Haltung diese Zentrierung fordert, aber auch zur richtigen Zeit entspannt loszulassen. Das Feingefühl

für die zentrale Kraft unseres Körpers stärkt die Empfindung für eine innere Aufrichtung. Eine positive Veränderung der Körperhaltung wirkt sich stets auch auf die psychische Haltung aus. Körperliche Kompetenz und innerliche Stärke fördern die Kraft für die täglichen Herausforderungen des Lebens.

Vitalität und Wohlbefinden

Das Becken ist eine knöcherne Schale, die lebenswichtige Organe trägt. Ausbalanciert wird es durch ein fein entwickeltes Muskelsystem, zu dem der Beckenboden gehört. Spannung und Entspannung der Muskelzüge und -flächen beeinflussen auch die Tätigkeit der Beckenorgane. Sie sind entscheidend für körperliches Wohlbefinden und Vitalität. Blasenschwäche, Bauchschmerzen, Verstopfung oder Organsenkungen schränken die allgemeine Lebensqualität massiv ein. Es müssen nicht immer ernsthafte organische Erkrankungen sein. Schon eine veränderte Verdauung im Urlaub mindert die Erholung.
Das Verständnis für den Beckenboden und seine Wirkungsweise und vor allem eine achtsame Aktivierung der Körpermitte gibt den Organen den nötigen Halt und damit eine gesunde Basis.

Rundum Wohlgefühl

Yoga als Mittel, innere Prozesse wahrzunehmen und positiv zu beeinflussen, ermöglicht es uns, das Becken als Kraftzentrum und Energietank zu erleben. Etwas wie Verdauung und Ausscheidung sind ja nicht nur chemisch-mechanische Prozesse des Körpers, die ausschließlich von Muskeln und vom Nervensystem koordiniert werden. Auch Gefühle, Erfahrungen sowie Stress, Bewegungsmangel oder einseitige Ernährung müssen von der Gesamtheit Mensch »verdaut« werden.
Zu einer ganzheitlichen Lebenshaltung und Yoga-Praxis gehört deshalb, sich mit Fragen wie diesen auseinanderzusetzen: Welche belastenden Verhaltensweisen mute ich meinem Becken zu? Wovon kann ich mich in meinem Leben trennen? Wie will ich wirklich leben? Yoga für den Beckenboden bleibt nicht auf bloße Körperübungen auf der Matte beschränkt. Die Praxis kann nicht nur körperliches Wohlgefühl verleihen, sondern das weibliche Auftreten, die Weltsicht und das Selbstverständnis verändern und ein neues Selbstbewusstsein schenken.

Mit dem Wandel gehen

Alle großen Wandlungsphasen des Lebens stellen auch den Beckenboden vor neue Herausforderungen. Ende des zweiten, Anfang des dritten Lebensjahres ist das Nervensystem differenziert genug ausgebildet, um Kontrolle über die Blase zu haben. Gleichzeitig wächst die Freude, die Geschlechtsorgane zu entdecken. Eine übertriebene Reinlichkeitserziehung, Einschränkungen in der Entdeckungsphase lassen das Becken zur Tabuzone werden. Auch in der Pubertät oder bei den ersten sexuellen Erfahrungen können Unsicherheit oder negative Erfahrungen den natürlichen Zugang zum Becken irritieren. Die Schwangerschaft ist oft die erste Lebensphase, in der Frauen über den Beckenboden aufgeklärt werden und wertvolle Informationen erhalten. In dieser Zeit gilt es, den Beckenboden zu schützen und auf das Wunder der Geburt vorzubereiten. Nach der Entbindung muss die natürliche Verbindung zur besonderen weiblichen Beckenkraft neu erobert werden, was ausreichend Zeit braucht. Später dann können Hormonumstellungen oder -schwankungen, das Östrogendefizit sowie schlechte Durchblutung in der Zeit der Wechseljahre die Schleimhäute verändern und die Beckenbodenfunktionen behindern. Die Zuwendung zur weiblichen Mitte, Neugier und Achtsamkeit für den eigenen Körper sind in jeder Lebensphase eine wertvolle Hilfe, wenn man sich selbst etwas Gutes tun will. Zudem lässt sich den meisten Problemen präventiv entgegenwirken. Eine achtsame Yoga-Praxis speziell für den Beckenboden ist dafür die optimale Basis.

Lebendige weibliche Mitte

In östlichen Traditionen wird der Beckenboden als Tor des Lebens bezeichnet. Der Beckenraum ist der Ort, in dem Leben entsteht und beschützt heranwachsen kann. Auf physischer Ebene ist die Frau dazu geschaffen, mit ihrem Körper ein Kind auszutragen, zu gebären und zu nähren, vor und nach der Geburt. Es sind aber auch entsprechende psychische Qualitäten, die das Frausein ausmachen: intuitiv zu wissen, was gebraucht wird, um den Entwicklungsprozess des Werdens zu fördern. Das Weibliche kann Wachstum unterstützen und unmittelbar, »aus dem Bauch heraus«, stimmig reagieren, es kann mit Herz und Freude dem Leben zur Verfü-

MITTEN IM LEBEN

Ein harmonischer Zugang zum Becken und ein gesunder Beckenboden ermöglichen uns, die weibliche Weise der Interaktion im gesamten Feld der sozialen Beziehungen zu leben. Eine Frau, die aus der Quelle der instinktiven Kräfte heraus ein Unternehmen aufbaut und organisiert, schöpft aus ihren weiblichen Potenzialen ebenso wie eine Künstlerin, eine Therapeutin, eine Heilerin oder eine Wissenschaftlerin, die mit ihren urweiblichen Wurzeln verbunden sind. Die dynamische Kraft, Dinge ins Leben zu bringen und zu fördern, unterliegt natürlichen Zyklen, einem Rhythmus wie dem von Tag und Nacht. Die Kenntnis der Weisheit des Beckens und Feinfühligkeit in Bezug auf die weiblichen Zyklen erlauben es, den täglichen Aufgaben mit Kraft und Selbstsicherheit zu begegnen.

gung stehen. Das weibliche Wissen existiert unabhängig von einer Mutterschaft und beeinflusst alle Bereiche des Lebens. Ein freier und harmonisch-kraftvoller Beckenboden schenkt Ihnen zu diesen Fähigkeiten einen leichteren und tieferen Zugang. Denn sie schlummern verborgen in jeder Frau und wollen ins aktive Leben eingebracht werden.

SINNLICHKEIT UND SEXUALITÄT

Nicht nur die Lage der Sexualorgane zeigt die enge Verbindung von Becken und Sexualität. Wir spüren sie auch, die turbulente Gefühlswelt des Beckens. Lust, Begierde und Sinnlichkeit können hier pulsieren oder blockiert sein. Den Beckenboden mit gezielten Übungen zu aktivieren oder sich ihm mit Atemübungen, Tönen und Visualisierungen zu nähern, das alles trainiert nachweislich die Muskulatur. Die Steigerung der Durchblutung und der Empfindsamkeit des Beckenbodens verbessern die Sexualität. Die Nervenbahnen werden geschult, die Sensibilität für Spannungen und Schwingungen wird erhöht. Ein aktiver Beckenboden empfindet mehr und lässt mehr empfinden.

Der Orgasmus basiert auf Polarität, einem wellenförmigen Wechsel von Muskelanspannung und -abbau. Bei einem schlaffen und schlecht durchbluteten Beckenboden sind die stimulierenden Bögen eher wie die auslaufenden Wellen eines Teiches und damit sehr viel weniger aufregend als die hohen Wellen des Pazifiks.

Dazu kommt: Ein gutes Steuerungsgefühl für die Muskulatur, die die Vagina umschließt, kann das Lustgefühl während der körperlichen Vereinigung intensivieren, ebenso wie flexible Hüftgelenke und ein bewegliches Becken das Liebesspiel bereichern.

Yoga für den Beckenboden verändert aber vor allem auch die Sichtweise und das Gefühl für eigene Werte und Wünsche. Die weibliche Sexualität ist jahrtausendelang mit Tabus belegt worden, und Frauen wird in vielen Kulturen noch immer das Recht auf eine erfüllte Sexualität in der Partnerschaft abgesprochen. Der vergleichsweise offene Umgang mit dem Thema in unserer heutigen Gesellschaft hat nicht automatisch einen freien und liebevollen Umgang mit der weiblichen Lust geschaffen. Verinnerlichte sexuelle Normen oder ein eingefahrenes Rollenverständnis stehen oft einer erfüllten Sexualität entgegen und lassen Gefühle, Begierden und Emotionen im Becken einfrieren. Eine sensible Körperarbeit schult das Feingefühl für die weibliche Sinnlichkeit und bringt das Blockierte in Fluss. Ein daraus erwachsender liebevoller Zugang zu den besonderen Empfindungen, die das Becken in sich trägt, macht Lust auf gelebte Sexualität.

ANATOMISCHE ENTDECKUNGSREISE

Ein klares Bild von der knöchernen Struktur Ihres Beckens und des Aufbaus Ihrer Beckenbodenmuskeln wird Ihnen helfen, den Körper präzise in die Yoga-Positionen zu bringen. Eine anatomisch sinnvolle Ausrichtung Ihrer Wirbelsäule und der Gelenke ermöglicht es der Muskulatur, stressfrei zu arbeiten. Mit dem Blick Ihres inneren Auges können Sie beim Üben und im Alltag Ihre Gewohnheitshaltungen aufspüren und nachhaltig verbessern.

EINE KOMPLEXE SCHALE ERFÜHLEN

Beginnen Sie eine spannende Entdeckungsreise mit dem Ertasten Ihrer Beckenschale und all der Orientierungspunkte, die Sie dann auch in den Übungsbeschreibungen ab Kapitel 2 (ab Seite 28) immer wieder finden werden. Anhand der Abbildung auf Seite 13 können Sie mitverfolgen, welche Knochen sich wo befinden.

An der Rückenseite ertasten Sie Ihr Kreuzbein: einen dreieckigen Knochen, auf dessen Basis die Wirbelsäule aufbaut. Der lateinische Name *Os sacrum*, der »heilige Knochen«, verrät schon viel über seine Bedeutung. Zur Wirbelsäule und zum Becken gehörend, wird durch ihn das Gewicht des Rumpfes auf die Beine übertragen. Die untere Spitze, das Steißbein, ist nach innen gezogen. Es ist der Rest des Schwanzes aus den Zeiten, in denen wir noch auf vier Beinen liefen. Die seitlichen Schenkel des Dreiecks sind über ein straffes Gelenk mit den beiden Beckenschaufeln, den Hüftbeinknochen, verbunden und von Bändern gesichert.

Die Iliosakralgelenke bieten die notwendige Bewegungsfreiheit des Beckens. Ist das Kreuzbein richtig positioniert und zwischen den Beckenknochen verankert, stabilisiert es das Becken. Die beiden Schaufeln ähneln zwei großen Elefantenohren und sind von der Gesäßmuskultur umgeben.

Tasten Sie sich am oberen Rand Ihres Beckens nach vorn, entdecken Sie zwei spitze Punkte knapp unterhalb der Taille. An ihnen, den Darmbeinstacheln, können Sie die horizontale Balance Ihrer Beckenschale immer wieder überprüfen.

Gleiten Sie am Bauch entlang abwärts, bis Sie Ihr Schambein erfühlen. Mit dessen Innenseite sind einige Beckenbodenmuskeln verbunden. Ein Knorpelring genau in der Mitte des Schambeins, die Schambeinfuge, hält den Beckenring von vorn und ermöglicht unabhängige Bewegungen der rechten und der linken Beckenseite.

Entscheidend für Ihre Orientierung bei den Asanas, den Yoga-Haltungen, sind die Sitzbeinknochen: Neigen Sie den Oberkörper etwas nach vorn und greifen Sie von hinten unter das Sitzfleisch. Zur Mitte der Gesäßmuskeln hin können Sie diese beiden spitzen Knochen wie zwei kleine Schlittenkufen ertasten. Sie sind auch gut fühlbar beim aufrechten Sitz auf einem harten Stuhl.

Richten Sie sich auf und schaukeln Sie das Becken vor und zurück. Drehen Sie die Beine aus den Hüftgelenken nach innen oder wie eine Tänzerin nach außen. Ihre Sitzbeinknochen folgen den Becken- und Beinbewegungen. Nähern sie sich einander, können Sie wahrnehmen, wie sich Ihre Beckenschale unten verengt und die beiden Schaufeln sich öffnen wie ein Kelch. Eine geniale Konstruktion als Mittelpunkt des Körpers, als Drehpunkt für viele Bewegungen und als Schale, in der die Organe geschützt getragen werden.

Das knöcherne Becken ist komplex und höchst funktional aufgebaut.

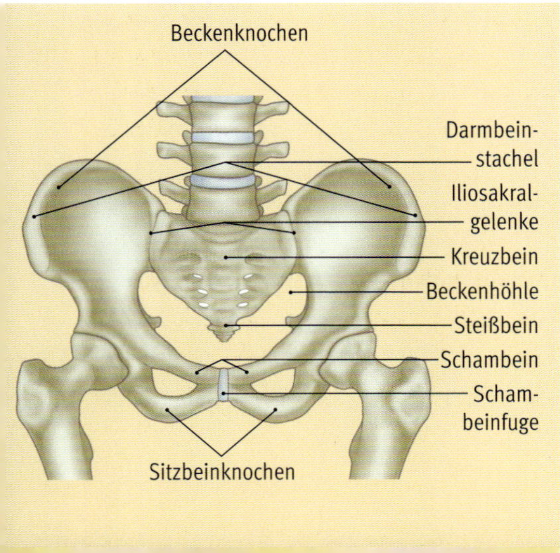

DER FEINE UNTERSCHIED

Das weibliche Becken ist niedriger, breiter und weiter als die knöcherne Struktur des männlichen Beckens. Die viel geräumigere Beckenhöhle bietet den Raum, in dem neues Leben entstehen kann. Das Wunderwerk Körper zeigt auch hier wieder eine perfekte Anpassungsfähigkeit: Das breite und niedrige Schambein erweitert sich durch die Hormonumstellung während der Schwangerschaft. Das Steißbein hat einen größeren Bewegungsspielraum nach hinten. Und durch den weiteren Abstand zwischen den Sitzbeinknochen und den Hüftgelenkspfannen kann die Basis des Beckens im wahrsten Sinne des Wortes zu einem Tor des Lebens werden. Ein inneres Bild von den drei Schichten Ihres Beckenbodens, eine genaue Vorstellung, wie sie übereinanderliegen und das Wissen über ihre unterschiedliche Funktionsweise wird Ihnen in den Yoga-Übungen eine wertvolle Hilfe sein, Ihren Beckenboden zu erfahren. Ab Seite 28 lernen Sie, alle drei Schichten so weit wie möglich gesondert zu erspüren.

Die Unabhängige

Die äußerste Schicht, direkt unter der Haut liegend, können Sie sich wie eine Achterschlaufe vorstellen. 1 Sie verbindet die untere, innere Spitze des Steißbeins mit der inneren Kante des Schambeins. Zwei Ringmuskeln können die Öffnungen des Körpers verschließen. Die hintere Schlaufe ist für den After zuständig, die vordere umrandet die Vagina und verschließt die Harnröhre. Gut durchdacht wie unser Körper ist, kann dieser Verschluss muskulaturunabhängig von den anderen beiden Schichten des Beckenbodens angespannt werden. Diese Unterhautmuskulatur ist vergleichbar mit den mimischen Muskeln, sie führt kleine, feine Bewegungen, wie ein Augenzwinkern, aus.
Teile der Muskelfasern kreuzen sich genau mittig zwischen Vagina und Anus im sogenannten Dammpunkt. Hier sind alle drei Schichten des Beckenbodens miteinander verbunden. Wird der Beckenboden mit einer sanften Anspannung nach innen gelenkt, ist das deutlich spürbar. Dieses komplexe Sehnenzentrum des Beckenbodens gilt auch als Kraft- und Energiepunkt, als Sitz des untersten Chakras (ab Seite 20) und dient während der Geburt als eine Art Umlenkrolle für das Babyköpfchen.
Diese äußerste Schicht können Sie ebenfalls erfühlen, indem Sie in Seitenlage Ihren Mittelfinger an den Dammpunkt legen. Vertiefen Sie Ihren Atem und spüren Sie das Senken des Dammpunkts mit der Einatmung und das Aufsteigen beim Ausatmen.

Die unterstützende Querverstrebung

Die mittlere Schicht Ihres Beckenbodens können Sie sich als ein Dreieck zwischen den Sitzbeinknochen und dem Schambein vorstellen. 2 Es füllt den vorderen Bereich des Beckenrings bis zum Dammpunkt aus. Frauen besitzen hier wegen der zusätzlichen Öffnung der Vagina weniger Muskulatur als Männer. Diese mittlere Schicht hat vor allem stabilisierende Aufgaben für das Becken und spielt eine wichtige Rolle für die Statik der Wirbelsäule. Ein großer Teil der Muskelfasern hier ist deshalb dem direkten Willen unterworfen. Außerdem federt diese Schicht durch reflektorische Spannung Druckbelastungen, wie sie zum Beispiel beim Husten und Niesen entstehen, ab.

Die hebende Längsverstrebung

Die tiefste Schicht Ihres Beckenbodens können Sie sich so vorstellen: ein stabiler Griff am Steißbein sowie an der inneren Seite des

Kreuzbeins und ein sich zum Schambein aufspannender Fächer. 3 In Urzeiten war diese Muskulatur unser Schwanzwedler. Für die Tiere ist der Schwanz ein wesentliches Element der Körpersprache. Emotionen wie Ängste und Freude signalisieren sie über die Position oder die Bewegung des Schwanzes. Aber bis heute gilt auch für uns: Der Beckenboden steuert die Körperhaltung, und die Haltung spiegelt seelisches Empfinden und innere Haltung wider. Die Ausrichtung des Beckens und die Spannung des Beckenbodens stehen im direkten Wechselspiel mit der Gefühlswelt.

Mit dem Beckenboden verbindet sich die tragende und abstützende sowie abschließende Funktion seiner besonderen Muskeln. Um sich die tiefste Schicht genau vorzustellen, ist es wichtig, die Dreidimensionalität des Beckens zu visualisieren. Stellen Sie sich Ihr Becken erneut wie eine Schale für die inneren Organe vor, und die innerste Schicht Ihres Beckenbodens ist ihr Boden. Diese tiefste Beckenbodenschicht verläuft von der Innenseite des Kreuzbeins nach vorn zum Schambein, verwebt sich aber auch schräg strahlförmig, sodass dieses kleine Becken wie ein Schmuckkästchen mit rotem Samt ausgekleidet ist. Dreidimensional betrachtet liegt die Mitte dieser Schicht tiefer als die Ränder, vergleichbar einem Blütenkelch. Sie besitzt das größte Schwingungspotenzial: nach oben in den Bauchraum und bodenwärts. Das zeigt sich

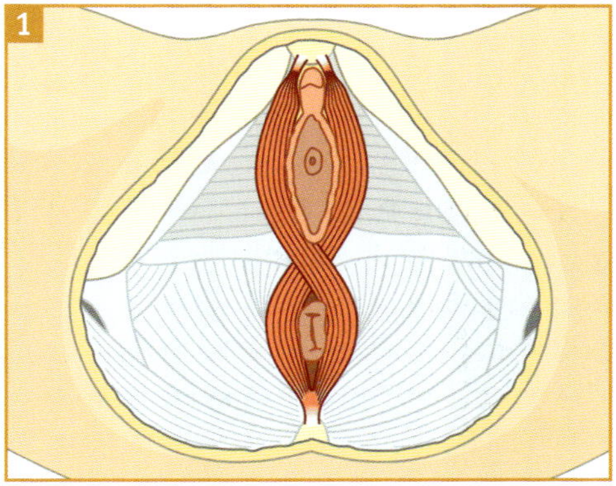

Die äußere Schicht, eine lang gezogene Acht.

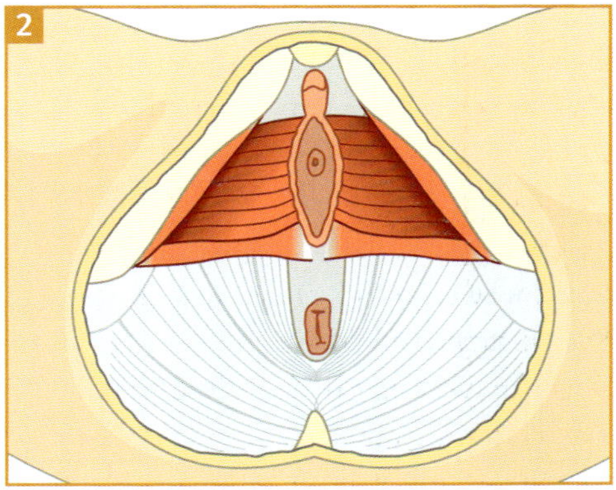

Die mittlere Schicht verläuft quer zu den anderen.

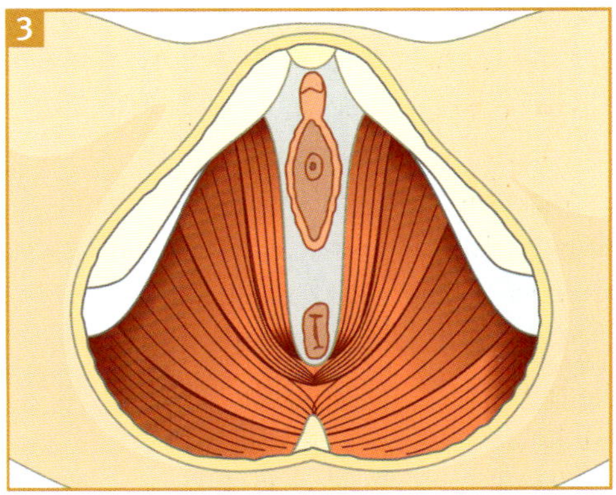

Die innere Schicht kleidet die Beckenschale aus.

reaktiv, wenn sich der Druck im Bauchraum durch Husten, Niesen oder Bauchmuskelanspannung steigert. Aber auch reflektorisch beim Sprechen, Singen und sogar bei jedem Atemzug. Für viele Yoga-Haltungen ist die Vorstellung des Beckenbodens als einer elastischen Weichteilbrücke oder eines verbindenden Gurtes zwischen Rücken- und Bauchmuskeln wertvoll.

BECKENBALANCE

Um sich ganz allgemein im Fluss des Lebens zu fühlen, müssen die Energien im Becken natürlich fließen können. Verspannte Muskeln hemmen die Vitalkraft, das feinsinnliche Spüren, die Freude am eigenen Körper und an der Sinnlichkeit. Das wird mit der Kenntnis der Anatomie noch einmal deutlicher.
Ein nach vorn gekipptes Becken staucht nicht nur die Lendenwirbelsäule, sondern verschiebt die Organe zur Bauchdecke: Die Energie fließt heraus wie ein Wasserfall. Der Beckenboden verliert seine reflektorische Kontraktionsfähigkeit. Oft entsteht ein Gefühl, den stabilen Kontakt zur Erde verloren zu haben, verbunden mit Unsicherheit und Ängsten. Ein nach hinten verschobenes Becken mit eingesunkenem Brustkorb belastet den Beckenboden durch einen erhöhten Druck und vermindert die Reaktionsfähigkeit. Die fehlende innere Aufrichtung schwächt die Vitalität.

Die Ursachen für das Verschieben des Beckens liegen häufig an einer verspannten Hüftmuskulatur. Auch bei vielen Frauen mit Beckenbodeninsuffizienz ist die Hüftbeweglichkeit eingeschränkt. Dehnungsübungen für die umgebende Muskulatur sind für die Beckenbodenfunktion unerlässlich. Freie Hüftgelenke und ein offenes Becken schenken ein feminines Gangbild. Eine bewegliche und belastbare Wirbelsäule sorgt für Wohlempfinden, sowie für eine erfüllte Sexualität.

UMKEHRHALTUNGEN ENTLASTEN

Für den Beckenboden sind insbesondere Umkehrhaltungen (ab Seite 65) eine Wohltat. Er wird vollständig entlastet, statt die Organe zu tragen und für den Auftrieb des Körpers zuständig zu sein. In den Grundlagentexten des Yoga wird beschrieben, dass jeder Mensch mit einer bestimmten Menge an Lebenselixier, Amrita, geboren wird. Dieses Elixier befindet sich in einer mondsichelförmigen Schale oberhalb der Augenbrauen. Es tropft stetig, solange der Mensch aktiv ist, in den Bauchraum, wo es vom Verdauungsfeuer verbrannt wird. Umkehrhaltungen unterbrechen den Verbrauch der Lebensenergie und verlängern nach dieser Vorstellung das Leben.

ALLTAGSTIPPS FÜR DIE WEIBLICHE MITTE

Yoga ist eine Lebenseinstellung, eine bewusste Entscheidung für eine gesunde Lebensweise. Der Beckenboden verdient dabei besondere Achtsamkeit, die sich mit der Zeit wie von selbst in alle Lebensbereiche erstreckt.

NATÜRLICH ESSEN UND BEWEGEN

• Eine gesunde, natürliche und ausgewogene Ernährung ist das A und O, sie hält nicht zuletzt den Darm gesund. Belastende Verstopfung oder Durchfälle können so vermieden werden.

• Steigt der Druck im Bauch, muss die Beckenbodenspannung stark genug sein, die Körperöffnungen sicher zu verschließen. Niesen und husten Sie am besten wie eine Prinzessin mit aufgerichtetem Oberkörper und dem Blick über die Schulter nach hinten.

• Beim Bücken, Heben und Tragen sollten Sie bewusst die Verbindung zwischen tiefer Bauchmuskulatur und Beckenboden einsetzen. Wie in der Haltung der Heldin (Seite 58) ziehen Sie die Bauchdecke nach innen und oben.

• Vermeiden Sie beim Üben und im Alltag eine übermäßige Spannung der Gesäßmuskulatur. Den Po zusammenzukneifen stresst den Beckenboden.

NATÜRLICHES WC-VERHALTEN

• Es ist beim Wasserlassen nicht nötig, zu drücken. Geben Sie dem Körper Zeit, sich zu öffnen, loszulassen und sich selbstständig wieder zu schließen. Vermeiden Sie prophylaktische WC-Gänge. Dadurch verliert die Blase die Speicherfähigkeit und die Blasenmuskulatur wird geschwächt. Stark konzentrierter Urin reizt und kann Entzündungen auslösen. Die vorzeitigen Toilettenbesuche irritieren das Feingefühl für die Blasenkontrolle. Außerdem trocknen Mund und Haut leichter aus, es entstehen Falten und ein unnötiger Energieverlust.

• Vermeiden Sie auch beim Entleeren des Darms jeglichen Druck und jedes Pressen. Stellen Sie sich den Darm als Rutsche vor. Das Becken ist eingerollt, der Rücken so, als würden Sie sich anlehnen. Ein sanfter Schub der Füße am Boden und die Ausatmung schieben den Stuhl heraus.

ÜBERHOLTE BECKENBODENÜBUNG

Studien haben nachgewiesen, dass ein Anhalten des Urinstrahls oder auch nur die Vorstellung davon sehr ungünstig wirkt: Dem Gehirn wird dann bei halb voller Blase signalisiert, dass diese leer sei – irgendwann leert sich die Blase nicht mehr ganz und der verbleibende Urin kann zu Entzündungen führen. Leider wird die Anweisung des Anhaltens noch in manchen Yoga-Stunden und auch in Büchern verwendet. Ignorieren Sie sie.

DER YOGISCHE BLICK

Yoga ist eine Einladung, achtsam den Körper, seine Besonderheiten, seine Bedürfnisse und Vorlieben kennenzulernen. Bewusstheit ist dabei der Schlüssel: zum Ausgleich von Dysbalancen und Defiziten, zur Harmonisierung und Stärkung. Anknüpfend an das tantrische Weltbild, nach dem alles miteinander verbunden ist, betrachten die Yogis den Körper mit großer Wertschätzung als etwas Einzigartiges, das zu ehren und zu achten nicht nur in gesundheitlicher, sondern auch in spiritueller Hinsicht lohnt.

DER KÖRPER ALS TEMPEL DER SEELE

Damit die Seele sich wohlfühlt, die Psyche Ausgeglichenheit erfährt und das gesamte geistige Potenzial ausgeschöpft werden kann, muss der Tempel, unser Körper, gepflegt werden. Schließlich ist er es, der uns durchs Leben trägt, von den frühesten Kinderjahren an, durch alle Herausforderungen hindurch bis zum Alter und dem letzten Atemzug.
Jede Herausforderung des Lebens speichert sich im Körper ab, auch wenn unser Bewusstsein das Erlebte schon längst verdrängt hat. Manche schmerzlichen oder bedrückenden Erfahrungen können sich wie Schleier auf den Körper legen. Dann ist die Wahrnehmung eingeschränkt, der Körper oder bestimmte Bereiche sind nur noch dumpf oder schmerzhaft spürbar. Eine solche Trübung des Feingefühls kann zur Einschränkung der Flexibilität, zu mangelnder Handlungskraft oder zu Störungen bestimmter Körperfunktionen führen.
Mit Yoga-Haltungen, Atem-, Wahrnehmungs- sowie Entspannungsübungen und Meditation lässt sich die Saat zu einer neuen Bewusstheit legen. Alte Belastungen können nach und nach verabschiedet werden, der Blick wird frei für Neues. Eine regelmäßige, achtsame Yoga-Praxis führt zu einer neuen Verbundenheit mit dem Körper. Wir lernen seine Bedürfnisse besser kennen, seine Grenzen zu achten und ihn zu fordern, ohne ihn zu überfordern. Diese innere Haltung kann uns eine neue freudvolle Erfahrung schenken, sei es eine wohlige Entspannung oder die Genugtuung, eine knifflige Übung gemeistert zu haben. Wir spüren genau, wie sich der Körper durch die regelmäßige Praxis verändert, stabiler und flexibler wird.

Yogische Werte

Die besondere Körperarbeit des Yoga ist geprägt von ethischen Geboten und Verhaltensregeln, die das Tor zu einem authentischen Umgang mit sich selbst, anderen Menschen und zur Natur öffnen. Die Integration yogischer Werte wie »ahimsa«, Mitgefühl und Achtsamkeit, »satya«, Ehrlichkeit und Toleranz, »asteya«, Selbstgenügsamkeit und Großzügigkeit, und »brahmacharya«, Mäßigung und Kanalisation von Emotionen, lässt einen einfühlsamen und ganzheitlichen Weg mit sich selbst, dem eigenen Körper, dem Geist und dem Seelischen, entstehen. Die Trübungen, die durch Verletzungen, Ängste und Unsicherheiten im Laufe des Lebens entstanden sind, können bereinigt werden. Daraus resultieren neues Selbstvertrauen und eine veränderte Sichtweise auf den Körper. Die Ursachen für Fehlfunktionen und Irritationen des Körpers werden nicht mehr im Außen gesucht. Wir lernen, verantwortungsvoll zu handeln, und erfahren darüber wertvolle Bereicherung.

Belastende Verspannungen zu lösen schafft Raum im Körper und neue Kapazitäten, sich auch in turbulenten Zeiten auf das Wesentliche zu fokussieren. Ungeahnte Power in einer Yoga-Haltung zu entwickeln schenkt das Gefühl, die Lebenskraft anzukurbeln. Die neu gewonnene innere Ruhe vertieft die Gelassenheit, die Höhen und Tiefen, die das Leben immer mit sich bringt, anzunehmen und sich zunehmend weniger als Spielball von all den Gedanken, Emotionen und Umständen zu fühlen.

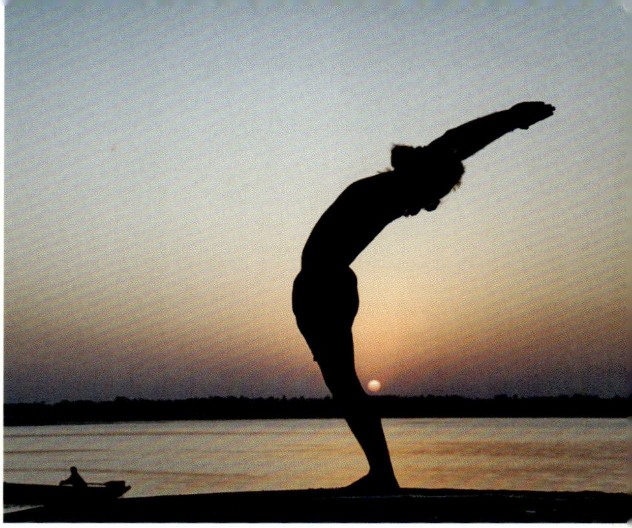

Yoga ist eine uralte Tradition.

Der energetische Aspekt

Neben der Wertschätzung des Körpers ist es das energetische Grundverständnis, das Yoga auszeichnet: Der Mensch, alle Lebewesen und der gesamte Kosmos sind von Energie erfüllt. Feinstoffliche Energiebahnen lassen die Energie unaufhörlich durch den Körper strömen. Neben dem Anteil an Urenergie, die jeder Mensch bei der Geburt erhält, nehmen wir täglich Energie über den Atem und die Nahrung auf und geben Energie über Schweiß, Atmung und Ausscheidung ab. Die Bewusstheit für Prana, die Lebensenergie, kann uns ein Gefühl von Lebendigkeit schenken. Der freie Fluss der Energie nährt uns, gestaltet unsere Befindlichkeiten und trägt zur Entwicklung unserer Persönlichkeit bei.

Körperhaltungen, Atemlenkungen und Meditation beeinflussen, insbesondere in Verbindung mit Dehnung, einer muskulären Ansteuerung sowie Druck und Entlastung, die Energiebewegung in bestimmten Bereichen des Körpers. Der so angeregte Energiefluss zeigt sich direkt spürbar oder langfristig auf körperlicher Ebene: Die Lebensfunktionen werden angeregt, Vitalität, Belastungsfähigkeit und Flexibilität wachsen. Überdies kann es gelingen, auf psychisch-seelischer Ebene einen Ausgleich zu finden und einen Wandlungsprozess in Gang zu setzen. Ein harmonisierter Energiefluss hilft uns dabei, die Dynamik der eigenen Psyche zu begreifen, die Facetten der individuellen Persönlichkeit zu akzeptieren, persönliche Charakterstärken zu schulen und so die Lebensqualität nachhaltig positiv zu beeinflussen.

DAS ENERGIEPOTENZIAL DES BECKENS

Neben den Bahnen und Kanälen, in denen die Energie fließt, kennt die feinstoffliche Anatomie der yogischen Tradition Energieräder oder -strudel, sogenannte Chakren. Sie sind jeweils bestimmten körperlichen Bereichen und seelisch-geistigen Vorgängen zugeordnet. Am Hauptenergiekanal »sushumna«, der entlang der Wirbelsäule verläuft, liegen sechs Haupt-Chakren. Das siebente, der »tausendblättrige Lotos«, befindet sich über dem Scheitelpunkt des Kopfes.

In der Meditation und der Yoga-Praxis sind die Energiezentren auf unterschiedliche Weise erfahrbar. Die Vorstellung von Schwungrädern oder Energiewirbeln, die in unterschiedlicher Intensität schwingen, erleichtert das Erspüren dabei. Jedes Chakra kann durch verschiedene Mandalas und Symbole dargestellt werden. Und jedem sind verschiedene Körper- und Sinnesfunktionen zugeordnet.

All diese Symbole und Zuordnungen dienen einzig und allein als Hilfsmittel, um die Energie der Chakren besser erfahren zu können. Ihre Deutungen und Gewichtungen sind höchst individuell und eher als Idee und als Impuls zu verstehen, sich auf den Weg des Bewusstseins zu begeben. In der westlichen Kultur hat sich der Begründer der Psychotherapie C. G. Jung eingehend mit dem Chakren-System beschäftigt und sie als »blumige Zentren der verschiedenen Sitze des Bewusstseins« beschrieben.

Für das Becken nun sind insbesondere die unteren beiden Chakren relevant: das Wurzel-Chakra am Dammpunkt und das unterhalb der Nabelgegend liegende Sakral-Chakra.

Muladara – das Wurzel-Chakra

Das unterste Energiezentrum befindet sich im Bereich des Damms, also in der Ebene der äußeren Schichten des Beckenbodens. Es ist

zuständig für die Arterhaltung, das Überleben sowie Flucht und Kampf. Das Wurzel-Chakra steht in Verbindung mit allem Festen: den Beinen und Füßen sowie den Organgruppen des Verdauungstrakts, den Zähnen, dem Skelett, der Haut und den Nägeln.
Die ihm zugeordnete Farbe Rot gilt als Sinnbild für Aktivität und Vitalität, für Kraft und Energie. Ein angemessener Energiefluss zeigt sich in einer gesunden Verbindung zum Element Erde. Im Leben verwurzelt zu sein, Sicherheit und Stabilität zu genießen, das sind die Themen des Wurzel-Chakras ebenso wie die Erfahrung von Grundbedürfnissen wie Liebe, Geduld und Sicherheit.
Störungen können sich in einer Fixierung auf die materielle Ebene zeigen. Es kann zu Orientierungslosigkeit im Leben oder gar zu starken Existenzängsten führen. Auch bei Menschen, die geradezu gewaltsam darauf

Mit solch einem Mandala wird traditionell das Wurzel-Chakra dargestellt.

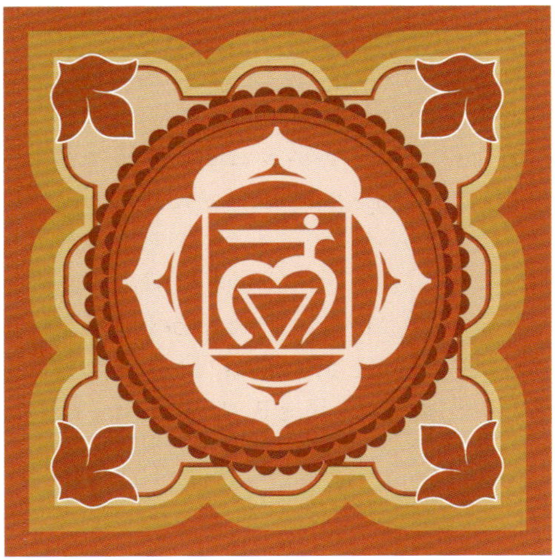

drängen, ihre Wünsche und Vorstellungen umzusetzen, könnte eine Disharmonie im Wurzel-Chakra zu finden sein.
Einige Körpertherapeuten und -therapeutinnen sehen enge Zusammenhänge zwischen Störungen im Wurzel-Chakra und körperlichen Beschwerden wie zum Beispiel Verstopfung, Übergewicht, übermäßigem Alkoholkonsum, Rückenbeschwerden, Krampfadern oder Knochenerkrankungen. Starrheit oder eben Flexibilität der Basis der Wirbelsäule bestimmen über Abwehr oder Offenheit als Wesenszug. Außerdem haben Blockaden im Beckenbereich einen Einfluss auf die sexuellen Funktionen. Besonders interessant dabei ist, dass das männliche Sexualorgan hauptsächlich im ersten Chakra lokalisiert ist – eine mögliche Begründung dafür, dass männliche Sexualenergie gewöhnlich als vorwiegend physisch erlebt wird. Die weiblichen Sexualorgane dagegen liegen stärker im zweiten Chakra, sodass weibliche Sexualenergie eher emotional empfunden wird.

Svadhistana – das Sakral-Chakra

Das zweite Chakra liegt im Unterbauch, auf der Ebene der Geschlechtsorgane, zwischen dem fünften Lendenwirbel und dem Kreuzbein. Es ist dem Element Wasser zugeordnet und essentiell für die Befruchtung, für das Wachstum, für Erneuerung und Lebenserhaltung. Dieser Beckenbereich wird oftmals als Ort beschrieben, in dem Bewusstsein und

Unterbewusstsein als Gegenpole aufeinandertreffen. Aber auch die weiblichen und männlichen Persönlichkeitsanteile, die archetypischen Eigenschaften der Geschlechter, die in jedem vorhanden sind, begegnen sich hier.
C. G. Jung benennt den Animus als männlichen Teil im Mann und in der Frau und Anima als die weibliche Seite in beiden Geschlechtern. Eine reife Persönlichkeit ist sich ihrer weiblichen Seite als empfangender und hingebungsvoller und der männlichen als aktiver, eingreifender und beherrschender Seite bewusst. In der Polarität zwischen beiden erleben wir Gefühle wie Liebe und Hass, Schmerz und Freude. Gleichzeitig vielleicht auch die Zerrissenheit zwischen der nach außen strebenden männlichen Sonnenkraft in uns und den passiven, gefühlvollen weiblichen Mondkräften. Ein ausgeglichenes zweites Chakra ermöglicht schöpferische Inspiration

Auch das Sakral-Chakra lässt sich als Mandala versinnbildlichen.

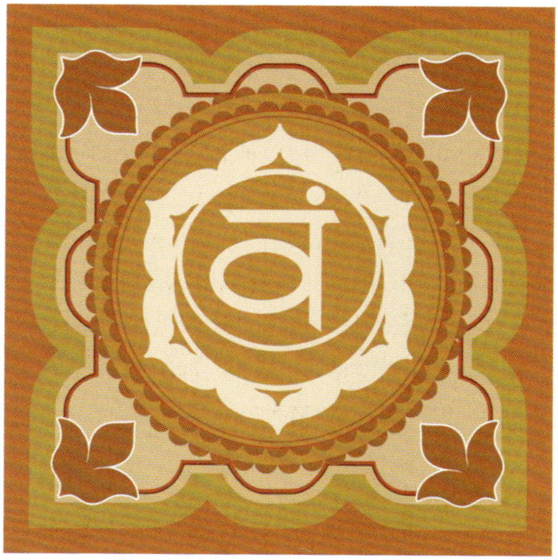

CHAKREN UND BECKENBODEN

Mit den Yoga-Übungen speziell für den Beckenboden (ab Seite 26) lassen sich insbesondere die ersten beiden Chakren ausgleichen, reinigen und stärken. Anhand der hier aufgezählten vielfältigen Funktionen, die sie innehaben, lässt sich ermessen, wie tief greifend Yoga wirken kann.

und künstlerische Fähigkeiten, Sinnlichkeit und Lebensfreude und die Bereitschaft, das Leben mit allen Sinnen zu genießen – gerade im Spiel zwischen beiden Polen.
Bei Disharmonien des zweiten Chakras ist der Fluss von Geben und Nehmen gestört. Wer sich gegen das Wasser sträubt, den Fluss des Lebens hemmt, nimmt Veränderungen als Widerstände und Probleme wahr und blockiert sich für Neues. Diese angestrengte Haltung kann sich in Form einer Unfähigkeit, das Leben zu genießen, als Einschränkung des sinnlichen Empfindens, seelische Kraft- und Motivationslosigkeit äußern. Die Fähigkeit, mit Gefühlen angemessen umzugehen, ist dann gestört und führt bis hin zur Unfähigkeit, Gefühle zu äußern, beziehungsweise zur Unterdrückung der natürlichen Bedürfnisse. Körperliche Zeichen können Erkrankungen der Sexualorgane in Form von Menstruationsbeschwerden, Prostataproblemen, Pilzerkrankungen, Potenzstörungen,

Gebärmutter- oder Hodenerkrankungen sowie gesundheitliche Einschränkungen im Urogenitalbereich sein. Das kann sich negativ auf die Regelung und die Harmonisierung des Flüssigkeitshaushalts im Körper und auf die Entgiftung auswirken.

ENERGIE UND GEFÜHLE

Aufbauend auf der tantrischen Weltanschauung ist für den Yogi die gesamte Schöpfung Energie, die »Prana« oder »Shakti« genannt wird und in unterschiedlicher Dichte und Erscheinungsform erfahrbar ist. Im Körper weisen die Knochen eine langsame, dichte Energie auf. Die Wellen der Muskeln und Organe dagegen schwingen feiner und schneller. Die Energie des Atems und des Bewusstseins bewegt sich sehr schnell. Gerade das, was den Menschen als denkendes und fühlendes Lebewesen ausmacht, was uns Geist und Seele verleiht, ist wandelbar und flüchtig.
Wer sich gesund und ausgeglichen fühlen will, sollte mit der Lebensenergie bewusst umgehen lernen. Entscheidend ist zunächst, wie viel davon wir durch Nahrung und Atmung aufnehmen und wie viel wieder verloren geht. Sind wir geistig zerstreut, flitzen die Gedanken wie Affen von Baum zu Baum und stehlen uns die Energie? Oder sind die Gedanken von dunklen Gefühlen bestimmt, fühlen wir uns schnell müde und erschöpft?

Das Becken gilt als Energiereservoir. Durch Kontraktion und Loslassen wird hier Energie bewegt und freigesetzt. Übertriebene Spannung oder unterdrückte Gefühle können den Energiefluss im Becken hemmen. Nicht gelebte Sexualität, nie ausgedrückte Wut oder Trauer werden als blockierte Energie im Gewebe eingelagert und im Laufe der Jahre noch mehr verfestigt. Es entsteht ein Muskelpanzer, der das Becken verschließt, die Oberschenkel blockiert, Gefühle verbirgt und die Körperempfindungen matt und dumpf werden lässt. Eine sehr feinfühlige Beckenbodenaktivierung setzt nicht nur Knochen in Bewegung und aktiviert Muskeln, sondern befreit nach und nach vom Körperpanzer. Eindrücke, vor denen wir uns schützen wollten, können wieder auftauchen.
Dieses Mobilisieren der Energie und der Gefühle ist sinnvoll. Denn auf Dauer können unausgelebte Gefühle krank machen und Verspannungen, Übersäuerung, Schwächungen von Herz und Immunsystem hervorrufen. Auf geistiger Ebene sind Schlaflosigkeit, Depression und Resignation möglich.
Vielleicht erleben Sie im Yoga für den Beckenboden einen Energieschub und werden von Tatendrang erfüllt. Es könnten aber auch Tränen, Wut und Kummer nach oben gespült werden, die sich nun endlich lösen und Platz für Neues schenken. Lassen Sie es zu. Ihr Gewinn ist eine Steigerung von Lebendigkeit und sinnlicher Lebensfreude.

IHR ÜBUNGSLEITFADEN

Anhand dieses Buches und der Übungsprogramme der DVD können Sie die Erlebnisreise zu Ihrem Beckenboden individuell gestalten. Die folgenden Hinweise erleichtern Ihnen den gelungenen Start in Ihre Yoga-Praxis.

BEWUSSTER EINSTIEG

Nehmen Sie sich die Zeit und die Ruhe, den Einleitungsteil mit den anatomischen Details und den Einblicken in die yogischen Sichtweisen (nochmals) zu lesen (ab Seite 12). Je differenzierter Ihre Vorstellung von den genauen Zusammenhängen und den möglichen Wirkungen auf den unterschiedlichen Ebenen ist, umso intensiver können Ihre Praxiserfahrungen sein.

Widmen Sie sich dann den Übungsanleitungen im Kapitel 2 (ab Seite 28), die Ihnen einen ersten praktischen Zugang zu den drei Schichten Ihres Beckenbodens ermöglichen. Kapitel 3 (ab Seite 40) bietet Ihnen danach eine Vielfalt an Übungen, unterteilt nach Bedürfnissen und Qualitäten des Beckenbodens, die Sie vielleicht entwickeln wollen. Auf der DVD sind die einzelnen Yoga-Haltungen zu sanft fließenden Übungsfolgen mit unterschiedlichen Schwerpunkten zusammengestellt. Sie können dabei zwischen einzelnen Kurzprogrammen und einer gut einstündigen Sequenz wählen. Ganz individuell und entsprechend Ihrer zeitlichen Möglichkeiten können Sie so Abstand vom Alltag gewinnen, tief in die inneren Welten eintauchen und Ihre weibliche Mitte verwöhnen.

ACHTSAM UND FLIESSEND ÜBEN

Die Bewegungsabläufe der DVD-Programme sind von der femininen Tradition des TriYoga inspiriert. Dieser Yoga-Stil verbindet Mudras, also Handhaltungen, Pranayamas, Atemübungen, und Asanas, Körperhaltungen, zu weich fließenden Flows, die sich als Einladung verstehen, den Körper empfindsam zu bewegen und die Lebensenergie anzuregen. Um die Bewegungen ganz individuell an Ihren Körper und Ihre Voraussetzungen anzupassen, nehmen Sie sich immer wieder Zeit zum Nachspüren. Das kann in der Kindeshaltung (siehe Bild 2 auf Seite 48) oder in einer anderen Haltung erfolgen, in der Sie entspannen oder pausieren können.

Geduld und Achtsamkeit

Schenken Sie Ihrem Körper die nötige Aufmerksamkeit, wenn Sie die Wahrnehmungs-, Atem- und Energie-Übungen (insbesondere in Kapitel 2) ausprobieren. Oft werden Sie bei diesen Übungen Geduld brauchen und sie mehrfach wiederholen müssen, bis eine wirklich spürbare Körpererfahrung entsteht. Auch wenn äußerlich manchmal nichts weiter zu geschehen scheint – vertrauen Sie auf die feineren Schwingungen, die diese Übungen anstoßen. Sie haben tief reichende Wirkungen auf Ihr gesamtes Wesen.
In den Yoga-Haltungen (vor allem im Kapitel 3) und auf der DVD können Sie dann die gewonnene Sensibilität für Ihre Beckenimpulskraft direkt umsetzen und vertiefen.

Wie oft und wie lange üben?

Gönnen Sie sich regelmäßig, möglichst drei bis vier Mal in der Woche, eine Übungssequenz. Die Übungen des Buches sind in die wichtigsten Schwerpunkte eines yogischen Beckenbodentrainings aufgeteilt. So können Sie Ihr individuelles Programm selbst zusammenstellen. Beginnen Sie mit einer Wahrnehmungsübung aus Kapitel 2. Suchen Sie sich dann aus jedem Unterkapitel ab Seite 40 eine Übung aus. Damit regen Sie alle Funktionen des Beckenbodens an. Natürlich können Sie sich auch längere Programme kreieren. Auf der DVD werden Sie durch ein fließendes Programm geleitet. Nehmen Sie sich die Zeit, das Gesamtprogramm von 80 Minuten oder die einzelnen Kurz- oder Kombiprogramme regelmäßig zu praktizieren.

Was Sie benötigen

Üben Sie barfuß, in bequemer Kleidung und auf einer rutschfesten Yoga-Matte. Ein Sitzkissen erleichtert den aufrechten Sitz. Auch zwei Yoga-Blöcke können bestimmte Haltungen entspannter machen. Diese Variationen werden auf der DVD mit gezeigt und sind auch im Buch angegeben. Socken oder eine Decke wärmen Sie in der Meditation und Entspannung, wenn Sie das wollen.

Schaffen Sie sich Ihre Yoga-Oase

Lassen Sie Ihre Yoga-Praxis zu einem Genuss werden. Wählen Sie einen Raum, in dem Sie sich wohlfühlen und nicht abgelenkt werden. Frische Luft lässt Sie tief durchatmen. Schenken Sie sich Ruhe, um ganz in die inneren Welten und Wahrnehmungen eintauchen zu können. Schaffen Sie bewusst eine gute Atmosphäre und kleine Rituale, beispielsweise durch das Anzünden einer Kerze oder das achtsame Ausrollen Ihrer Yoga-Matte.
Viel Freude beim Üben, Hingabe beim Wahrnehmen und Offenheit für wertvolle Veränderungen wünsche ich Ihnen. Namaste.

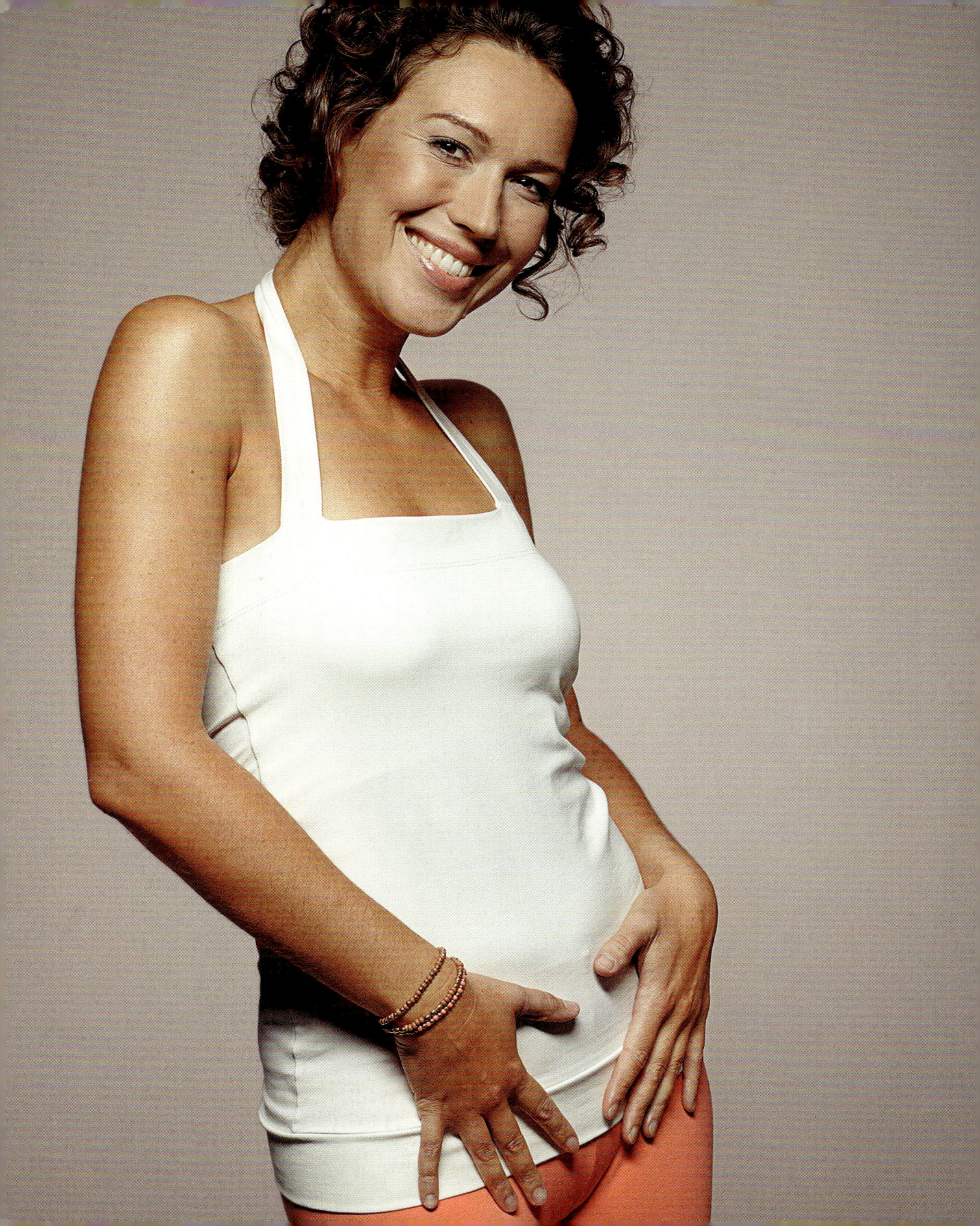

BECKENBODEN-KRAFT ERLEBEN

Rhythmisch und sensibel schwingt der Beckenboden als Gegenpol zum Impulsgeber der Atmung, zum Zwerchfell. Kraftvoll und stabilisierend wird er in einigen Asanas oder bei aktiver Bewegung spürbar. Dabei vermittelt er das sichere Gefühl eines inneren Halts und die Empfindung, gut geerdet zu sein. Mit den Übungen in diesem Kapitel lernen Sie, ihn immer noch feiner zu erspüren – und bewusst für sich zu nutzen.

DIE DREI SCHICHTEN DES BECKENBODENS ERFAHREN

Mit Achtsamkeit und ein bisschen Entdeckerfreude lassen sich die drei Schichten des Beckenbodens einzeln erspüren. Die folgenden Übungen leiten Sie genau dazu an – die beste Vorbereitung für Ihre Yoga-Praxis und einen beckenbodenbewussten Alltag.

Der Beckenboden agiert reflektorisch und unter der Bewusstseinsschwelle. Dennoch lohnt es, eine Beckenbodenbewusstheit zu entwickeln und immer weiter auszubauen. Ein Verständnis für die fein abgestimmten Abläufe in der Tiefe des Beckens schenkt Ihnen einen neuen Zugang, um im richtigen Moment willentlich und aktiv einzugreifen oder die natürliche Intelligenz des Körpers zu reaktivieren.

Die äußere Schicht energetisieren

Diese Schicht (siehe Seite 15) ist entscheidend, um den Körper zu verschließen. Sie arbeitet reflektorisch und selbstständig. Für die Asanas oder Bewegungen im Alltag ist sie nicht ganz so wichtig. Allerdings erleben Sie in der Übung Beckenbodenkraft (Seite 49), wie Sie über eine gezielte Anspannung des Verschlusssystems Ihre Energie bündeln können.

➤ Reiben Sie im aufrechten Stand Ihre Handinnenflächen. Nun schließen Sie die Augen und entfernen die Handflächen einige Zentimeter voneinander. Nehmen Sie wahr, was zwischen Ihren Händen geschieht. Vielleicht ein Kribbeln, vielleicht werden die Handflächen wie magnetisch zueinandergezogen?

➤ Wiederholen Sie das Händereiben und halten Sie eine Hand vor das Schambein und die andere hinter das Kreuzbein. Nehmen Sie das Geschenk der Energie in der tiefsten Schicht Ihres Beckenbodens wahr. 1

➤ Um die äußere Schicht genauer zu spüren, können Sie zusätzlich die Vagina und den Anus zusammenziehen. Beide Ringmuskeln verschließen die Öffnungen des Beckens.

BECKENBODENERLEBNIS

Seien Sie offen und neugierig für jede Empfindung und Wahrnehmung, die Sie in der Übung machen. Mit dieser inneren Einstellung werden Sie immer wieder Neues entdecken, auch wenn äußerlich nicht viel geschieht.

Die mittlere Schicht pulsieren lassen

Die mittlere Beckenbodenschicht (siehe Seite 15) verbindet die beiden Sitzbeinknochen. Ihr Muskelspiel ist in einer kleinen Bewegung der Sitzbeinknochen zueinander spürbar.

➤ Setzen Sie sich aufrecht auf einen harten Stuhl, auf Ihre Yoga-Matte oder auf einen stabilen Yoga-Block. Wiegen Sie das Becken hin und her und lokalisieren Sie dabei Ihre Sitzbeinknochen. Sie können auch die Finger unter das Becken schieben, um die spitzen Erhebungen zu spüren. Setzen Sie sich auf den höchsten Punkt Ihrer Sitzbeinknochen. 2

➤ Lenken Sie Ihre Achtsamkeit auf den Raum zwischen Ihren Sitzbeinknochen und fühlen Sie sich in die Muskulatur hinein. Ziehen Sie die Sitzbeinknochen gefühlvoll nach innen, nehmen Sie wahr, wie sich der Raum verkleinert. Lassen Sie ebenso sanft wieder los, um in die Weite hineinzuspüren.

➤ Ihre Gesäßmuskulatur bleibt dabei vollständig entspannt.

BECKENBODENERLEBNIS

Die Bewegung der Knochen, die sie in dieser Erfahrungsübung spüren, ist eher klein – die Wirkung in der Muskulatur aber umso größer.

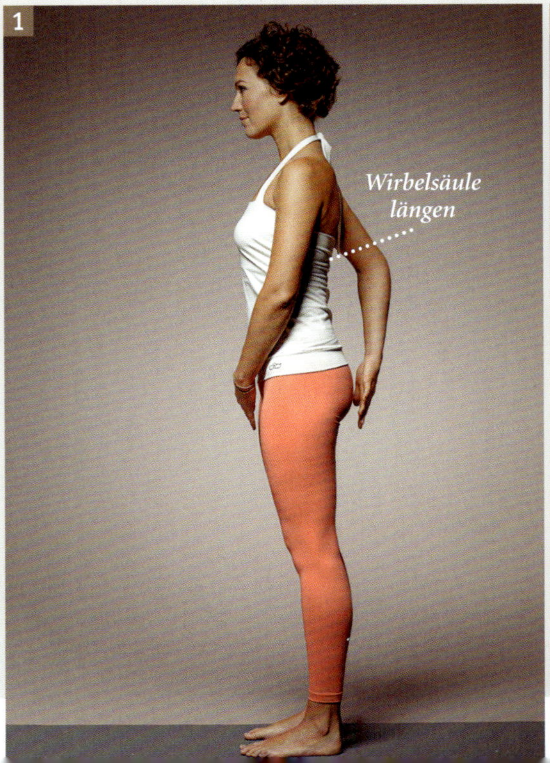

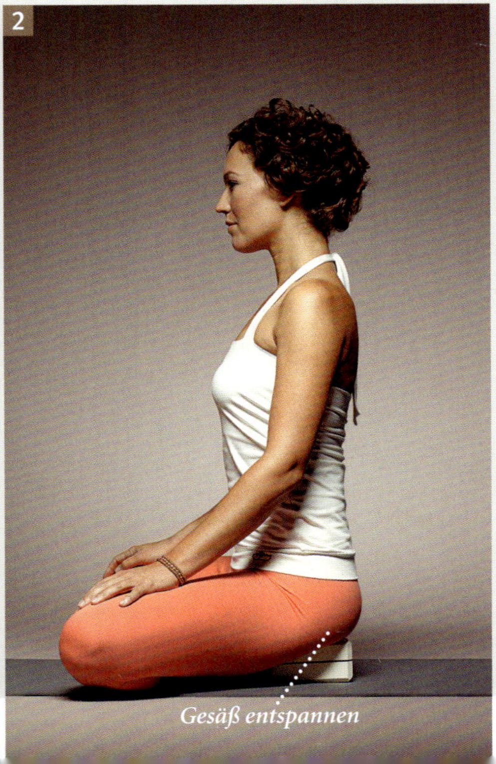

Die innere Schicht erleben

Um die Beckenbodenenergie in den Übungen gezielt einsetzen zu können, sollten Sie sich zunächst in diese sensible Körperregion hineinfühlen. Mentales Üben hat dabei eine besonders tiefe Wirkung. Seien Sie geduldig mit sich, spannende Erfahrungen lassen sich nicht erzwingen und brauchen manchmal etwas Zeit und Beharrlichkeit. Schon wenn Sie Ihre Aufmerksamkeit in die Tiefe des Beckens lenken, bewirken Sie dort eine Anregung.

➤ Begeben Sie sich in einen aufrechten Sitz Ihrer Wahl – auf einem Stuhl oder Kissen oder auf dem Boden.

➤ Legen Sie zunächst Ihre Fingerspitzen an Ihr Schambein und die Fingerspitzen der anderen Hand an Ihr Steißbein. Drücken Sie kraftvoll zu den Knochen und lenken Sie Ihre Achtsamkeit in den Raum dazwischen. 1

➤ Verbinden Sie sich mental mit der inneren Schicht Ihres Beckenbodens. Stellen Sie sich diese Verbindung als ein rotes Gummiband vor. Sie verkürzen das Band, während Ihr Atem gleichmäßig fließt. Spürbar wird so eine sehr sanfte Veränderung der Spannung in dieser tiefsten Schicht des Beckenbodens.

➤ Lösen Sie die Spannung und wiederholen Sie das Anspannen noch zwei bis vier Mal. Versuchen Sie, jedes Mal intensiver in das Erspüren der inneren Beckenbodenschicht einzutauchen.

Variation

➤ Sie können diese Übung auch im aufrechten Stand ausprobieren.

BECKENBODENERLEBNIS

Eine harmonische Spannung in der tiefsten Schicht Ihres Beckenbodens schenkt Ihnen ein sicheres Gefühl für Stabilität und Ausgeglichenheit. Visualisierungen sind besonders gut geeignet, innere Vorgänge erfahrbar werden zu lassen. Ein klares Bild der anatomischen Strukturen und Vorgänge verbessert die reflektorische Arbeit, aber auch die Bewusstheit für Ihre weibliche Mitte.

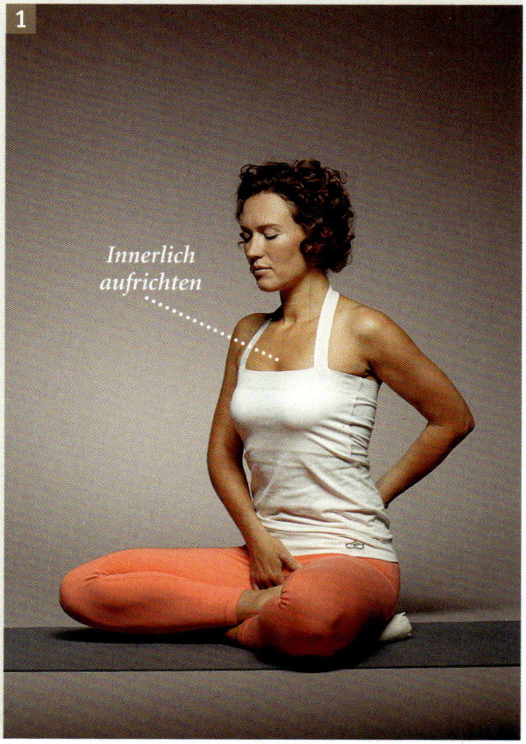

FEINGEFÜHL ENTWICKELN

Wollen Sie sich noch tiefer mit den in Ihnen verborgenen Kräften verbinden und die Freude an der Bewegung aus einer aktiven Mitte wieder- oder ganz neu entdecken? Dann tauchen Sie mit den folgenden Übungen in die Welt der feinen und achtsamen Wahrnehmung ein.

Die innere Sonne

Moderne Studien beweisen die alte yogische Weisheit: Muskulatur kann durchaus auch mental trainiert werden.

➤ In entspannter Rückenlage legen Sie Ihre Fußsohlen aneinander und lassen beide Knie auseinanderfallen. Um die Beine zu entlasten, können Sie zwei Yoga-Blöcke unter die Außenseiten Ihrer Oberschenkel legen. 1

➤ Lenken Sie Ihre Aufmerksamkeit in den Beckenraum. Nehmen Sie achtsam die Bewegungen Ihres Atems wahr. Visualisieren Sie in Ihrem Beckenraum eine warme, gelb strahlende Sonne. Mit jeder Einatmung wird es hell und warm, mit jeder Ausatmung ziehen sich die Strahlen wieder zurück.

➤ Spüren Sie, wie sich die Bauchdecke und die Taille sanft dehnen. Der Rücken bewegt sich zur Unterlage, die Rippen fächern sich.

➤ Tauchen Sie mit Ihrer Aufmerksamkeit tiefer und tiefer in den Beckenraum ein.

BECKENBODENERLEBNIS

Prana, die Lebensenergie, fließt dort, wo der Geist verweilt: Schenken Sie Ihrem Beckenraum daher so oft wie möglich Ihre Aufmerksamkeit.

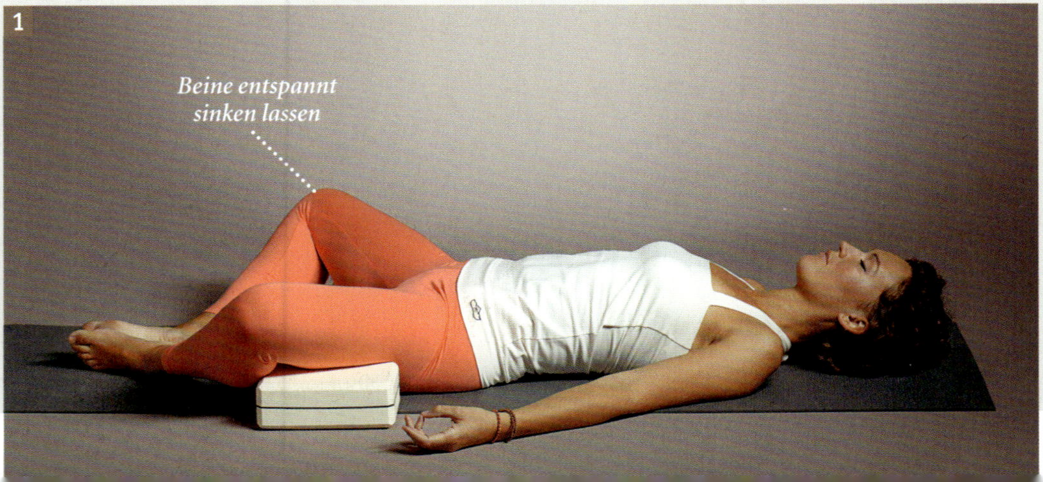

Der schwingende Atem

Beckenboden und Atem sind eng miteinander verbunden, sie beeinflussen sich gegenseitig. Die Konzentration auf dieses Zusammenspiel kann Ihr Empfinden für die inneren Vorgänge vertiefen. Mit dieser Übung des »schwingenden Atems« lernen Sie es gezielt entwickeln. Die Bewusstheit für die Kraft des Atems, der Ihren Beckenboden gezielt stimulieren kann, lässt sich dann in jeder Yoga-Haltung und auch im Alltag einsetzen.

➤ Richten Sie im aufrechten Sitz Becken, Brustkorb und Schultergürtel senkrecht übereinander aus. Stellen Sie sich vor, Sie sitzen an eine Wand gelehnt und schieben den Hinterkopf an ihr nach oben – so längen Sie die Wirbelsäule. 1

➤ Atmen Sie gelassen durch die Nase ein und aus.

➤ Visualisieren Sie Ihr Zwerchfell, diesen kuppelförmigen Muskel, der den Brustraum mit dem Bauchraum verbindet. Beim Einatmen kontrahiert das Zwerchfell, die Kuppel schwingt bauchwärts. So entspannt sich Ihr Bauch, die Organe bewegen sich sanft nach unten. Bauchdecke, Taille und Lende dehnen sich nach außen. Der Beckenboden gibt nach und empfängt die Organe wie eine Hängematte.

➤ Beim Ausatmen lenkt der aktive Beckenboden die Organe wieder nach oben, das Zwerchfell entspannt sich und schwingt kuppelförmig nach oben.

➤ Bleiben Sie mehrere Atemzüge lang mit Ihrer Aufmerksamkeit bei diesem schwingenden Wechselspiel, nehmen Sie all Ihre Empfindungen dabei wahr.

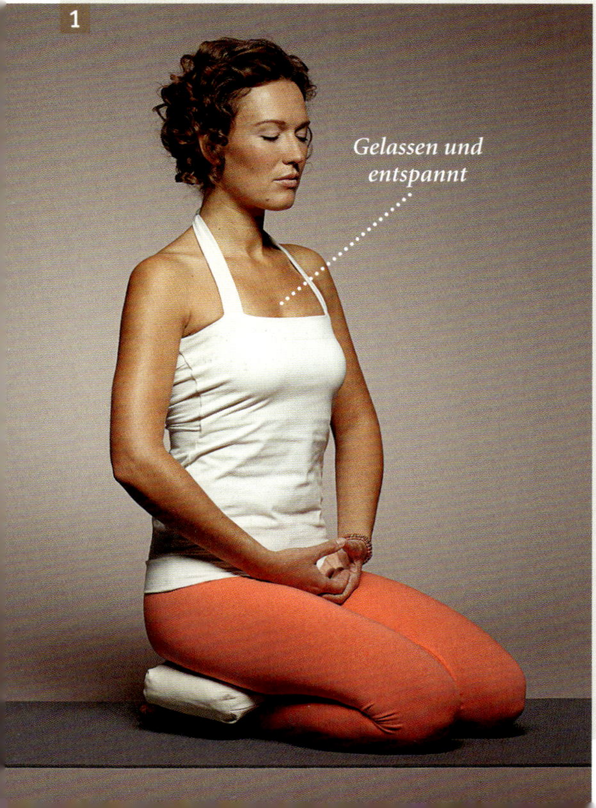

BECKENBODENERLEBNIS

Jeder vollständige Atemzug stimuliert die Muskulatur des Beckenbodens. Beim Einatmen gibt er dehnend nach – eine exzentrische Spannung. Beim Ausatmen zieht er sich zusammen – er verkürzt sich, eine konzentrische Bewegung. Die bewusste Ruheatmung, die Sie hier geübt haben, wird daher auch »vitale Atmung« genannt.

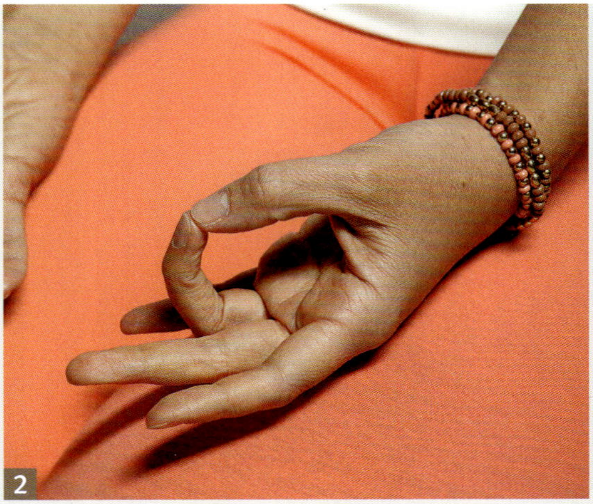

2

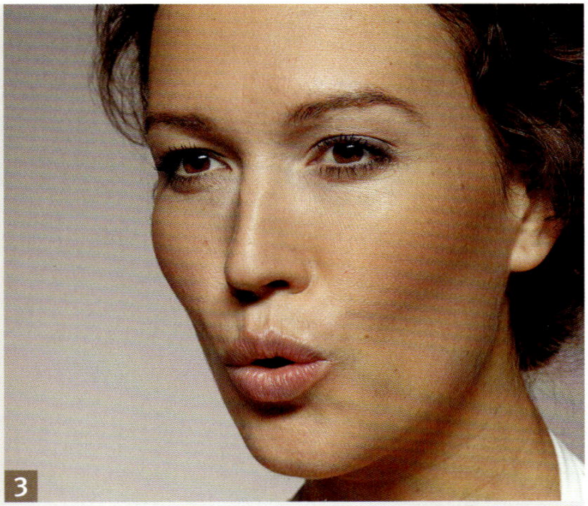

3

Tönend stimulieren

Sprechen und Singen fordern die Aktivität des Beckenbodens noch intensiver als die Ruheatmung. »Ton braucht Tonus« ist daher auch ein Leitsatz der Atemtherapie. Das Sprechen eines Wortes verlangt die koordinierte Aktivität vieler Muskeln im Bereich Kehlkopf, Brust-, Bauch- und Beckenraum.

➤ Richten Sie im aufrechten und entspannten Sitz, auf dem Stuhl oder einem Kissen, Becken und Wirbelsäule auf. Legen Sie die Handrücken auf den Beinen ab. Berühren Sie mit den Daumen die Ringfingerkuppen, so formen Sie das Erd-Mudra. 2

➤ Atmen Sie ein paarmal gelassen und gleichmäßig ein und aus.

➤ Tönen Sie nun ein möglichst lange schwingendes »Oooh«. Atmen Sie dann in Ruhe ein und tönen Sie erneut auf O. 3

➤ Lassen Sie den Atem für einige Zeit wieder lautlos fließen.

➤ Tönen Sie ein lang schwingendes »Uuuh«.

➤ Wiederholen Sie mehrfach und beobachten Sie die Schwingungen und Reaktionen in Bauch- und Beckenraum.

Variation

Die Funktion der äußeren Beckenbodenschicht, die Beckenöffnungen zuverlässig zu verschließen, kann durch Explosivlaute wie »Tick«, »Tack« oder »Tock« besonders gut aktiviert werden.

➤ Experimentieren Sie im aufrechten Sitz mit scharf und akzentuiert gesprochenen Lauten und spüren Sie den Kontraktionen der Muskulatur nach.

BECKENBODENERLEBNIS

Das lang anhaltende Tönen stimuliert die langsam schwingenden Fasern der Beckenmuskulatur, es ist daher durchaus vergleichbar mit einem sanften Ausdauertraining. Das langsam schwingende O aktiviert die Muskulatur im Bauchraum, das U im Unterleib.

Den Damm energetisieren

Diese Übung lädt Sie wieder zu stiller und immer tiefer werdender Beobachtung ein. Das kann eine durchaus anregende Wirkung haben. Energetisieren Sie den Damm daher am besten morgens oder zu Beginn Ihrer Yoga-Praxis.

➤ Setzen Sie sich auf eine Wärmeflasche oder ein warmes Körnerkissen: Die Knie sind wie im Schneidersitz zur Seite geöffnet, die Unterschenkel liegen voreinander. Richten Sie sich von innen heraus auf. 1

➤ Die Zungenspitze ruht am oberen Gaumen und der Kiefer ist locker. Entspannen Sie Ihre Augen in ihren Höhlen, Sie können sie offen oder geschlossen halten.

➤ Atmen Sie durch die Nase ein und aus. Lassen Sie den Atem bis in die Tiefe Ihres Beckens strömen.

➤ Lenken Sie Ihre liebevolle Achtsamkeit nun zum Dammpunkt, dem Mittelpunkt zwischen Steiß- und Schambein und den beiden Sitzbeinknochen. Alle drei Schichten Ihres Beckenbodens verschmelzen an diesem energetischen Punkt. Stellen Sie sich vor, wie Ihr Damm die Wärme der Unterlage aufnimmt und sie in den Körper aufsteigt: Warme Wellen ergießen sich vom Damm aus über den Beckenraum an der Wirbelsäule entlang aufwärts. Die Wärme fließt beständig nach oben und erfüllt Ihren Körper. Genießen Sie diese Empfindung.

➤ Um die Meditation zu beenden, ziehen Sie Steiß-, Schambein und beide Sitzbeinknochen aufeinander zu und schließen Ihren Damm.

➤ Verweilen Sie noch eine Zeit lang in der Empfindung, erfüllt und energetisiert zu sein.

➤ Sobald Sie mit der Übung vertraut sind, können Sie die Meditation ohne Körnerkissen oder Wärmflasche ausführen und die Wärme nur in der Vorstellung entstehen lassen.

BECKENBODENERLEBNIS

Der Yoga-Weg lehrt, dass im Loslassen die entscheidende Essenz liegt, neue Kräfte zu entwickeln und zu mobilisieren. Eine zu hohe Muskelspannung des Beckenbodens zeigt sich in einer geminderten Reaktionsfähigkeit.
Das Bild der aufsteigenden Wärmewellen hilft Ihrem Körper, angemessen loszulassen und den Auftriebsimpuls des Beckenbodens zu fördern.

1

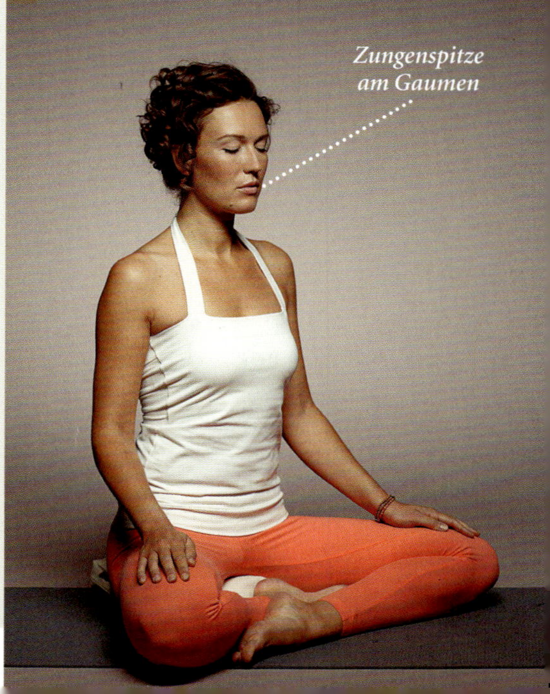

Dreieck

Wenn Sie aufgerichtet sitzen, kann Ihr Beckenboden mit dem Atem schwingen. In der Bewegung des aufgerichteten Dreiecks erleben Sie die Anpassungsfähigkeit Ihrer Becken- und Bauchmuskeln.

➤ Im aufrechten Sitz ruhen beide Schultern entspannt auf dem Oberkörper, die Hände liegen auf den Beinen.

➤ Erspüren Sie den höchsten Punkt Ihres Kopfes. Lenken Sie ihn wie eine edle Krone immer weiter nach oben.

➤ Wiegen Sie nun mehrfach im Sitz das Becken hin und her sowie vor und zurück, um deutlich beide Sitzbeinknochen zu spüren. Setzen Sie sich dann auf den höchsten Punkt Ihrer Sitzbeinknochen und richten Sie die Wirbelsäule in ihrer Wellenform noch einmal nach oben aus.

➤ Zeichnen Sie nun mit einem imaginären Bleistift ein Dreieck: Verbinden Sie beide Sitzbeinknochen und die Krone Ihres Kopfes. Tauchen Sie ganz ein in das Bild dieses inneren gleichschenkligen Dreiecks.

➤ Während der Atem gelassen fließt, beginnen Sie, den Oberkörper langsam und gleichmäßig kreisen zu lassen. Das innere Dreieck bleibt unverändert und völlig ausgeglichen. 2

➤ Bewegt sich der aufgerichtete Oberkörper nach vorn, nehmen Sie die Entlastung des Beckenbodens wahr. Verlagern Sie das stabile Dreieck zurück, spüren Sie, wie sich die Bauchdecke stabilisierend anspannt.

➤ Lassen Sie die Kreise kleiner und kleiner werden, bis Sie ruhig im aufrechten Sitz die Übung beenden.

BECKENBODENERLEBNIS

Das innere Dreieck zwischen den beiden Sitzbeinknochen und der Krone des Kopfes kann Ihnen in jeder Yoga-Haltung und im Alltag eine wertvolle Hilfe sein: Über diese ökonomisch mögliche Aufrichtung kann der Beckenboden entlastet und damit seine Reaktionsfähigkeit verbessert werden. Halten Sie den Abstand zwischen der Basis und der Spitze des Dreiecks immer so weit wie möglich.

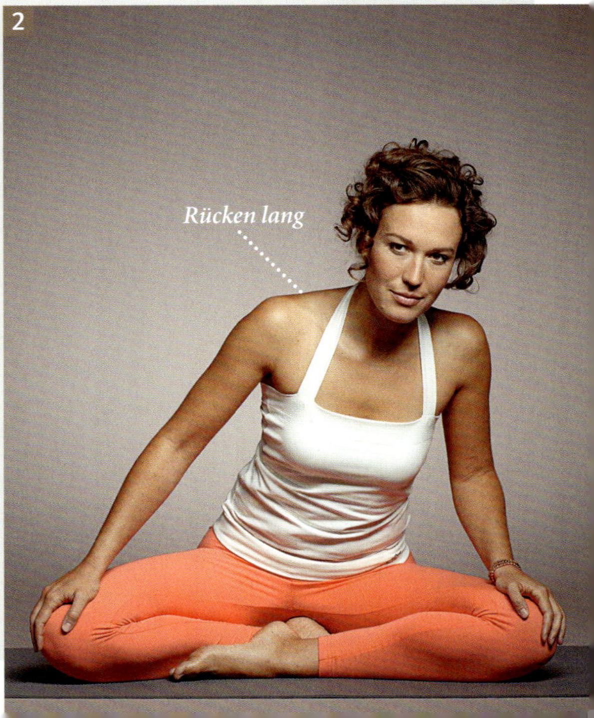

Kiefermassage und Löwe

Zwischen Mund und Beckenboden besteht eine reflektorische Verbindung. Ein steifes, blockiertes Becken und ein verspannter Beckenboden spiegeln sich häufig auch in einer verspannten Kiefermuskulatur wider. Auch nächtliches Zähneknirschen kann ein Zeichen für Dysharmonien im Becken sein. Umgekehrt kann eine Massage des starken Kiefermuskels und ein Weiten des Mundraums dem Becken neue Freiheit schenken.

➤ Setzen Sie sich bequem und aufrecht hin. Legen Sie die Fingerkuppen unterhalb der Wangenknochen an. Öffnen und schließen Sie den Mund und erforschen Sie dabei die beiden Kiefergelenke.

➤ Massieren Sie sie mit sanftem Druck in kreisenden Bewegungen in beide Richtungen zunächst bei geöffnetem und dann bei geschlossenem Mund. 1 Spüren Sie in die Verbindung von Becken und Mund hinein – was nehmen Sie während der Massage im Beckenraum wahr?

➤ Reiben Sie Ihre Zunge nun kräftig an den Innenseiten der Schneidezähne.

➤ Drücken Sie die Zunge dann an den oberen Gaumen und lösen Sie sie wieder.

➤ Sammeln Sie viel Speichel im Mund und schlucken Sie ihn bewusst. Lutschen Sie einen imaginären Bonbon.

➤ Für den Löwen begeben Sie sich jetzt in den Fersensitz und legen die Hände mit weit gefächerten Fingern auf die Oberschenkel. Öffnen Sie den Mund und strecken Sie die Zunge weit heraus. Lenken Sie den Blick zum Mittelpunkt Ihrer Stirn. 2

➤ Wieder entspannen und drei bis fünf Mal wiederholen. Spüren Sie zum Abschluss im Fersensitz mehrere Atemzüge lang dieser intensiven Dehnung des Kiefermuskels und der neu gewonnenen Weite des Mundraums nach.

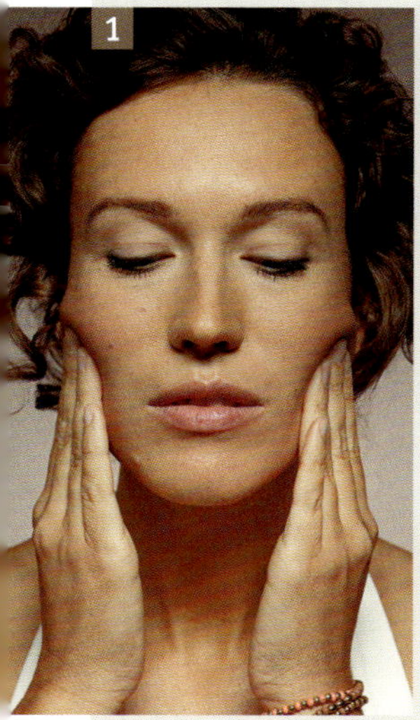

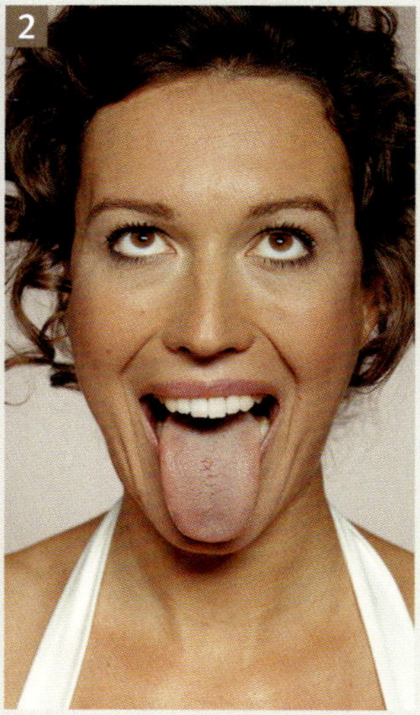

BECKENBODENERLEBNIS

Die kräftige Zungenmuskulatur steht in Verbindung mit der Scheiden- und der Beckenbodenmuskulatur. Die Stimulation der oralen Reflexzonen über das virtuelle Bonbonlutschen aktiviert eine Spannung im Beckenboden. Auch die Schneidezähne, an denen die Zunge reibt, haben eine reflektorische Verbindung zum Becken, genauer zum Urogenitalbereich.

DIE KRAFT DES BECKENS ENTFALTEN

Eine regelmäßige Yoga-Praxis wird Ihre Verbindung zu diesem besonderen Energiezentrum, dem Becken, vertiefen. Je achtsamer Sie mit all den Übungsangeboten von Buch und DVD vorgehen, umso feiner werden Sie bald Ihre weibliche Mitte erspüren. All die Vorteile eines gut trainierten und zugleich immer wieder tief entspannten und lockeren Beckenbodens entfalten sich nach und nach und beinahe unmerklich.

NUR GEDULD

Sicher haben Sie in den ersten Übungen bereits bemerkt, dass Sie zunächst Ihre volle Konzentration nutzen müssen, um den Beckenboden zu aktivieren und wieder angemessen zu entspannen. Mit der Zeit und der fortschreitenden Praxis automatisieren sich diese Vorgänge. Mit der neu gewonnenen Kraft verändern sich Ihr Auftreten, Ihre Lebensfreude und das sinnliche Empfinden. Dazu kommt: Eine yogische Bewusstheit im Alltag schützt Ihren Beckenboden nachhaltig vor Überbelastung. Bei all dem helfen Ihnen auch die nachfolgenden Hinweise.

ALLTÄGLICH BECKENBODENAKTIV

- Lassen Sie auch im Alltag Becken und Kopf als zwei Pole auseinanderstreben, die Wirbelsäule verlängert sich, die Druckbelastung im Bauchraum wird reduziert. Das aufgerichtete Becken wird fühlbar zu einer ausgeglichenen Schale.

- Der Beckenboden liebt einen dynamischen, elastischen, femininen Gang. Der Abdruckimpuls aktiver Fußgewölbe weckt die Muskelkraft, ein schwingendes Becken fördert die Beweglichkeit.

- Nutzen Sie die Beckenbodenpartner: Ein aktiver Unterbauch weckt die Aktivität der tiefen Bauch-, der Rücken- und natürlich auch der Beckenmuskeln.

- Durch eine gelassene, vollständige Atmung stimuliert das Zwerchfell den Beckenboden zusätzlich.

- Regelmäßige Bewegung fördert Durchblutung und Stoffwechsel und so das Zusammenspiel aller Muskeln.

- Regelmäßige Entspannung lässt äußere Muskelpanzer schmelzen, sodass die innere Muskulatur harmonisch arbeiten kann.

- Jedes Lächeln entspannt Kiefer, Mundraum und sogar den Beckenboden.

- Verwöhnen Sie sich, Ihre Seele und Ihren Körper. Denken Sie daran: Ihre emotionale Ausgeglichenheit spiegelt sich im Becken.

ENTSPANNT UND GENUSSVOLL ÜBEN

Feinsinnliches Spüren und Entspannung sind die Schlüssel zum vitalen Becken. Schieben Sie jeglichen sportlichen Ehrgeiz zur Seite. Lassen Sie die Blüte Ihres Beckens liebevoll und sanft aufgehen.

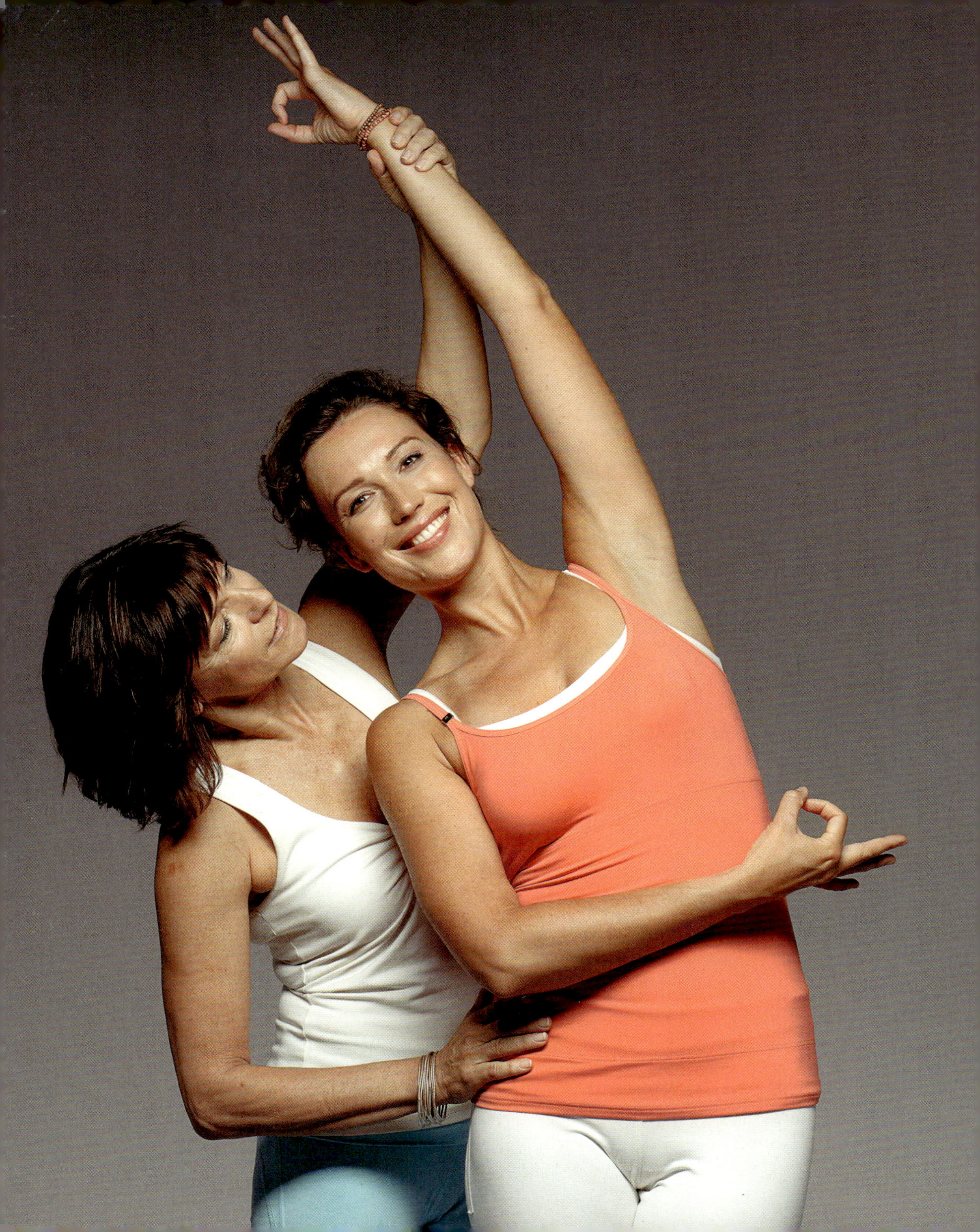

GEZIELT ÜBEN

Das feine sinnliche Erspüren der Beckenbodenschichten bleibt auch wesentlich, wenn Sie nun mit bewegteren Yoga-Übungen beginnen. Ob es um Energetisierung oder Entspannung, um Beckenbalance oder Stabilität geht – ein harmonisierter und trainierter Beckenboden kann Ihre Haltung, Ihre Ausstrahlung, Ihr Wohlbefinden und damit Ihr Leben verändern.

MOBILISIEREN UND ENERGIEN WECKEN

Vitalität und Wohlbefinden stehen im engen Zusammenhang mit der Balance, der Beweglichkeit und der Aufrichtung des Beckens. Beim Erspüren seiner Knochen im ersten Kapitel (ab Seite 12) haben Sie die einzigartige Konstruktion erkundet. Mit den folgenden Übungen tauchen Sie nun in das Bewegungsspiel Ihres Beckens ein.

Dynamische Beweglichkeit ist die Voraussetzung für Sensibilität, Anmut, einen freien Fluss der Energien sowie den angemessenen Wechsel zwischen Spannung und Entspannung. Das Flechtwerk aus Muskeln und Bindegewebe gewährleistet das Abfedern der Organe, die das Becken als Zentrum des Körpers trägt. Blockaden, mangelnde Flexibilität und verspannte Muskulatur können die Sinnlichkeit hemmen, die Organtätigkeit irritieren und die Beckenbodenaktivität einschränken. Reaktivieren Sie daher das Pulsieren Ihres Beckens, der Basis Ihrer Kraft, über gefühlvolle Bewegungen. Die folgenden Übungen sind speziell für die Mobilisierung und Aktivierung gedacht. Dabei lenken Sie die Achtsamkeit zu Ihrer empfindsamen Beckenbasis. Das regt den Fluss der Lebensenergie an, belebt den Beckenboden und verbessert nachhaltig die Präsenz in Ihrer weiblichen Mitte.
Über Ihren Atem aktivieren Sie das Wechselspiel der beiden sich gegenüberstehenden Kuppeln: dem Zwerchfell als dem wichtigsten Atemmuskel und somit einer entscheidenden Energieebene des Körpers – und Ihrem Beckenboden als Schlüsselelement einer aufgerichteten Haltung. In den unterschiedlichen Ausgangshaltungen der folgenden Übungen stimulieren Sie diese Zwerchfelldynamik in differenzierter Weise. Die kleinen, feinen Bewegungen verbessern das muskuläre Zusammenspiel aller Beckenmuskeln.

BECKENKRÄFTE ZEIGEN, WER WIR SIND

Die Beckenbodenmuskulatur kann spiegeln, ob wir gerade offen oder verschlossen, standhaft oder anlehnungsbedürftig, innerlich gestärkt oder besonders verletzlich sind. Die Beckenkräfte zu spüren und aktiv zu stärken bewirkt daher weit mehr als ein bloße Kräftigung der Muskulatur. Es kann Ihnen das Empfinden von Tatkraft und Mut schenken und darüber hinaus die Gewissheit, eine tragfähige und lebendige Basis zu haben.

Energiehocke

Dieses zutiefst weibliche Asana weitet das Becken, stärkt die Beine und sorgt für eine wohlige Entspannung im Rücken. Nicht zuletzt wird sie seit Jahrtausenden als wertvolle Gebärhaltung genutzt.

➤ Stellen Sie die Füße etwa mattenbreit auseinander. Neigen Sie den Oberkörper nach vorn und legen Sie die Handinnenflächen zur Gebetshaltung aneinander.

➤ Lassen Sie das Becken langsam in eine tiefe Hocke sinken. Beide Fersen bleiben am Boden. Legen Sie die gebeugten Ellenbogen an die Innenseiten der Oberschenkel. 1

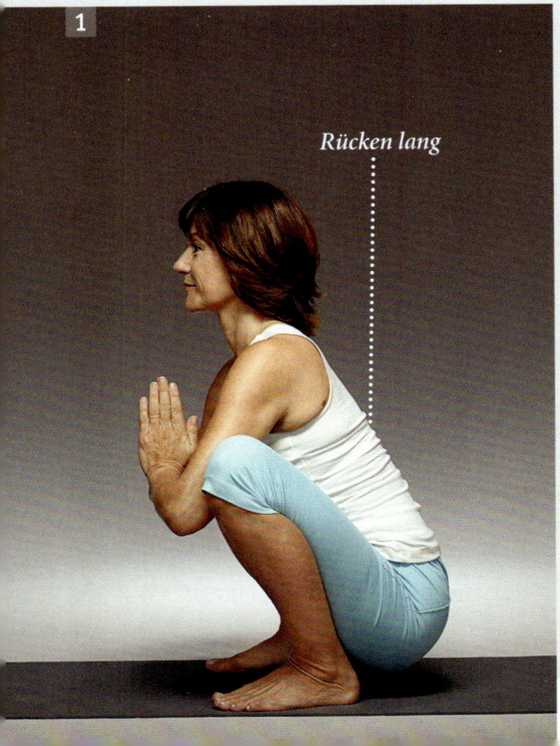

➤ Atmen Sie mehrere vollständige Atemzüge lang bis in die Tiefe und Weite Ihres Beckens. Nehmen Sie die geweitete Raute zwischen Schambein, Steißbein und den beiden Sitzbeinknochen wahr.

➤ Ausatmend sammeln Sie alle spürbaren Energien im Dammpunkt und lenken ihn nach innen. Halten Sie die Kraft für ein bis zwei Atemzüge.

➤ Lassen Sie die Spannung wieder nach unten herausrieseln. Spüren Sie für zwei bis drei Atemzüge in dieser tiefen Hocke, wie viel innere Weite Sie gewonnen haben.

➤ Wiederholen Sie diesen Wechsel nun mehrfach. Intensivieren Sie das Sammeln der Energie, indem Sie den Beckenboden aktivieren und dann die Innenseiten der Oberschenkel zu den Ellenbogen drücken und gleichzeitig die Ellenbogen nach außen schieben.

Variation

➤ Wenn es Ihnen nicht möglich ist, in der Hocke die Fußsohlen komplett auf den Boden zu bringen, können Sie eine gefaltete Decke unter die Fersen legen.

BECKENBODENERLEBNIS

Die tiefe Beckenbodenschicht ist mit Teilen der Hüftmuskulatur verwoben. Ein elastischer Beckenboden gibt den Hüftgelenken daher Weite, Geschmeidigkeit und Flexibilität.

Schulterbrücke

In einer ausgeglichenen Spannung kann das sensible Netzwerk Beckenboden den Körper stabilisieren.

➤ Stellen Sie in Rückenlage beide Füße in angenehmer Distanz zum Becken auf. Sitzbeinknochen und Fersen in einer Linie.

➤ Beobachten Sie Ihren gelassen fließenden Atem. Ausatmend lenken Sie Ihren Damm nach innen und oben. Einatmend lösen Sie. Wiederholen Sie das mehrmals.

➤ Lenken Sie den Damm mit der Ausatmung nach innen und ziehen Sie das Steißbein in Richtung unterer Mattenrand – der untere Rücken schmiegt sich an die Matte. Einatmend lösen Sie. Experimentieren Sie mit dieser Bewegung drei bis vier Mal.

➤ Wieder ausatmend aktivieren Sie den Beckenboden. Einatmend lassen Sie die Bewegung weiter die Wirbelsäule hinauffließen. Das Becken hebt sich, bis eine Brücke entsteht und nur noch Füße, Schultergürtel, Arme und Kopf auf der Matte liegen. 1

➤ Lassen Sie ausatmend das Brustbein nach innen sinken und rollen Sie Wirbel für Wirbel wieder ab, bis das Becken auf der Erde ruht.

➤ Wiederholen Sie noch zweimal und verweilen Sie dann mehrere Atemzüge lang in der Schulterbrücke. Zum Abschluss rollen Sie Wirbel für Wirbel wieder nach unten.

BECKENBODENERLEBNIS

Das Einsaugen des Damms aktiviert alle drei Beckenbodenschichten und schließt das Becken, während das Einrollen des Steißbeins eine Bewegung initiiert.

1

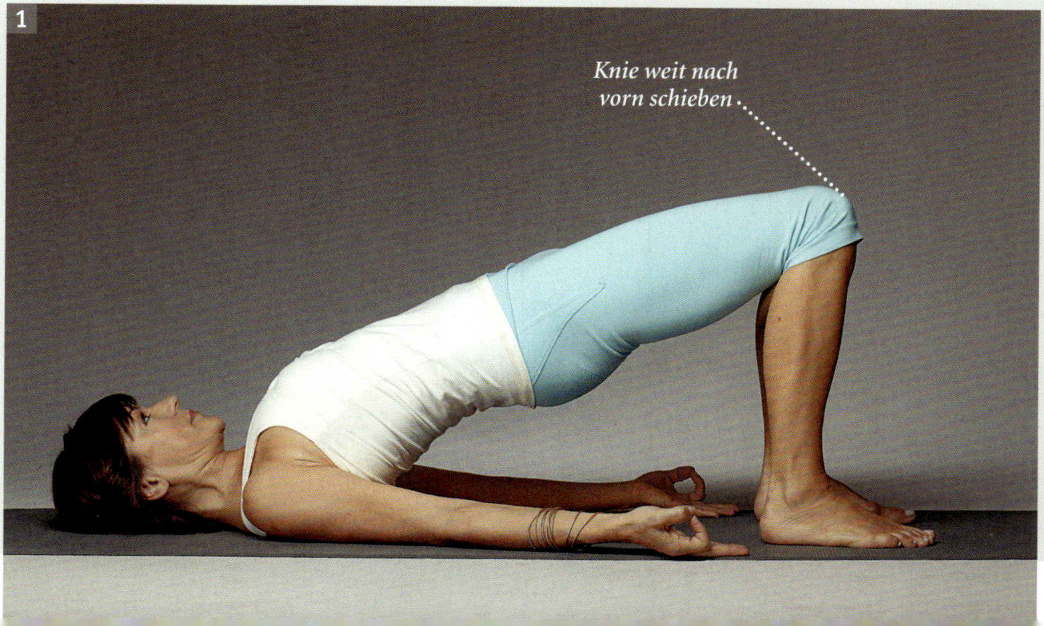

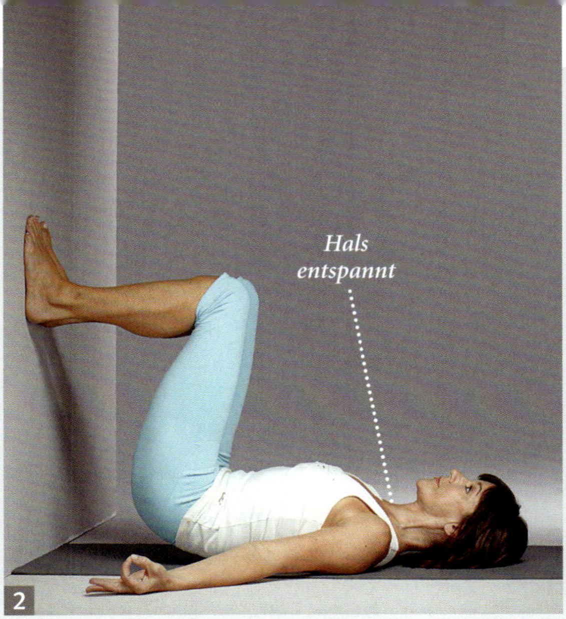

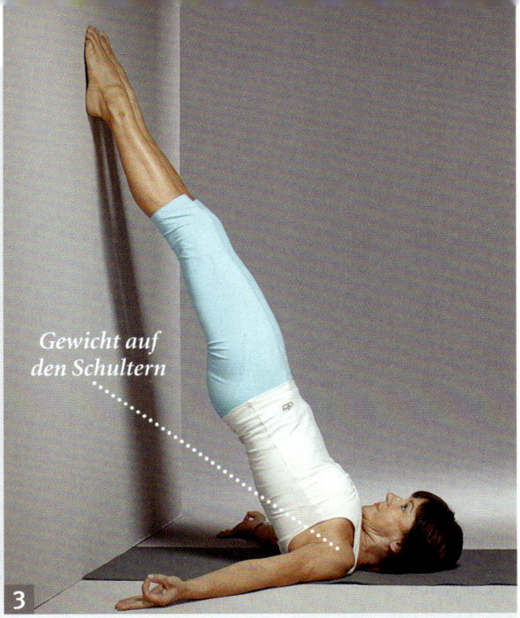

Unterstützter Schulterstand

Der Beckenboden kann Harnröhre, Vagina und Anus rasch und sicher verschließen. Umkehrhaltungen unterstützen diese Funktion.

➤ In Rückenlage stellen Sie beide Fußsohlen hüftgelenksbreit an eine Wand. Ziehen Sie den Damm nach innen und oben, lenken Sie das Steißbein zum Schambein, rollen Sie über das Kreuzbein leicht nach oben. Für mehrere Atemzüge halten. 2

➤ Legen Sie das Becken behutsam ab. Stellen Sie beide Füße um eine Fußlänge höher an die Wand. Aktivieren Sie ausatmend den Beckenboden, rollen Sie aufwärts. Lösen Sie den Rücken Wirbel für Wirbel bis zur Brustwirbelsäule von der Matte. Verweilen Sie für mehrere Atemzüge und rollen Sie ausatmend wieder ab.

➤ Stellen Sie die Füße nochmals weiter nach oben und rutschen Sie mit dem Becken etwas dichter zur Wand. Ausatmend aktivieren Sie den Damm nach innen. Schieben Sie den Steiß zur Wand, rollen Sie Wirbel für Wirbel auf. Die Leisten strecken sich vollständig. Beine gebeugt oder ausgestreckt. 3

➤ Halten Sie den Beckenboden aktiviert und atmen Sie gelassen ein und aus, sodass sich die Rippen weich bewegen.

➤ Setzen Sie einen Impuls mit der rechten Ferse, sodass der Druck an die Wand in der rechten Seite des Beckenbodens spürbar wird. Wechseln Sie zwischen rechts und links ab. Lassen Sie den Impuls jetzt ein paar Mal nur noch im Beckenboden entstehen. Rollen Sie dann behutsam wieder nach unten.

BECKENBODENERLEBNIS

Die Yogis glauben, dass erst im Nachspüren die eigentliche Yoga-Erfahrung möglich wird.

Kraftwelle

Manchmal sprechen Handgesten mehr als viele Worte. Im Yoga tragen sie als Mudras eine Botschaft, mit der wir uns verbinden können, um ihre positiven Eigenschaften in uns wirken zu lassen.

➤ Im aufrechten Stand legen Sie in Beckenhöhe den rechten Handrücken in die linke Handinnenfläche und die Daumenspitzen aneinander. Höhlen Sie beide Hände wie eine kleine Schale – so formen Sie das Ushas-Mudra.

➤ Lassen Sie das Kreuzbein sanft nach hinten, unten sinken, bis Sie Ihr Becken als ausgeglichenes Gefäß wahrnehmen, in dem die Organe geborgen sind.

1
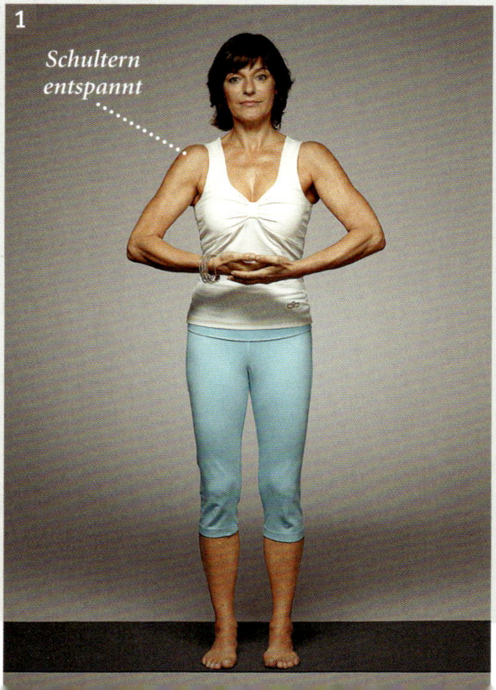

➤ Am Ende der Ausatmung ziehen Sie nun Scham- und Steißbein sowie die beiden Sitzbeinknochen aufeinander zu.

➤ Einatmend lenken Sie die entstandene Kraft innerlich nach oben und lassen das Ushas-Mudra zum Herzen aufsteigen. 1

➤ Ausatmend lösen Sie langsam die Beckenbodenspannung und lassen das Mudra sinken.

➤ Wiederholen Sie diesen Ablauf mehrfach im Einklang mit Ihrem Atem.

BECKENBODENERLEBNIS

Stellen Sie sich vor, in Ihren Händen die wertvolle Beckenkraft zum Herzen anzuheben und behutsam wieder zu senken. Die Handgeste als visuelle Botschaft initiiert die Bewegung im Inneren Ihres Körpers. Sie verstärkt die kraftvolle Spannung und das Empfinden des Beckenbodens.

Halbe Heuschrecke

Eine Schwäche der langsam kontrahierenden Beckenbodenmuskeln kann ein Gefühl von fehlendem innerem Halt und auch Schmerzen im unteren Rücken auslösen. Man hängt etwas durch. Die Schwingung des bewusst geführten Atems und die gemeinsame Kontraktion von Bauchmuskeln und Beckenboden in der Halben Heuschrecke reaktivieren die Beckenvitalität.

➤ Legen Sie in Bauchlage die Stirn auf den Handrücken ab.

➤ Atmen Sie ruhig durch die Nase ein und mit einem lang anhaltenden weichen »Chchchch« über den Mund aus. Durch diese Atmung zieht das Zwerchfell den Beckenboden bereits sanft nach oben.

➤ Nun aktivieren Sie ausatmend den Damm und ziehen das Schambein in Richtung Bauchnabel. Die Hüftgelenke strecken sich, das Becken richtet sich auf, die Bauchdecke schwingt nach innen.

➤ Lösen Sie einatmend und wiederholen Sie diese vielschichtige Dynamik des Spannungsnetzwerkes im Inneren Ihres Beckens noch ein paarmal.

➤ Nun kommt die Bewegung des Beins hinzu. Lenken Sie ausatmend den Damm nach innen und oben, das Schambein geht sanft Richtung Bauchnabel. Halten Sie diese Spannung. Einatmend verlängern Sie das rechte Bein aus der aktiven Körpermitte und heben es an. Ausatmend senken Sie das Bein und halten dabei die innere Spannung aufrecht. 2

➤ Wiederholen Sie abwechselnd mit dem rechten und dem linken Bein. Beenden Sie mit links.

➤ Legen Sie die Arme seitlich an die Oberschenkel. Die Fingerspitzen streben zu den Außenknöcheln. Lösen Sie die Stirn von der Matte. Halten Sie den Kopf in Verlängerung der Wirbelsäule.

➤ Aktivieren Sie nun, durch die Nase ausatmend, den Damm nach innen. Das Schambein geht nach oben. Heben Sie das rechte Bein verlängert an und verweilen Sie drei bis fünf Atemzüge lang. Atmen Sie dabei immer durch die Nase ein und aus. 3

➤ Senken Sie das rechte Bein und wiederholen Sie mit links.

BECKENBODENERLEBNIS

Fließt die aufsteigende Kraft des Beckenbodens in die Bauchmuskeln, wird der untere Rücken entlastet. Langes Sitzen hingegen führt oft zu einem unelastischen inneren Hüftmuskel und einer gebeugten Leiste. Eine offene Leiste richtet das Becken auf. So kann der Beckenboden physiologisch stimmig agieren.

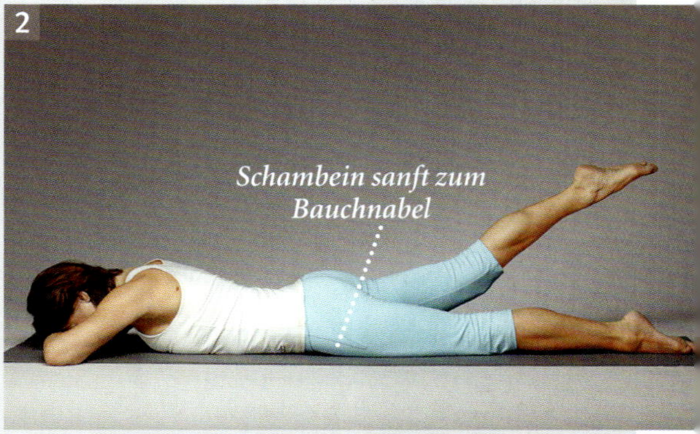

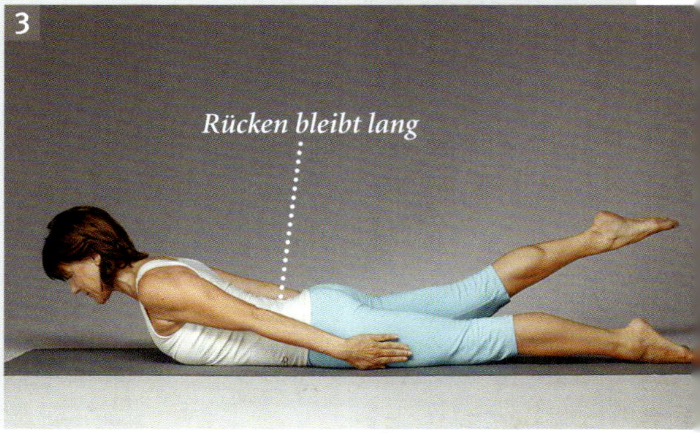

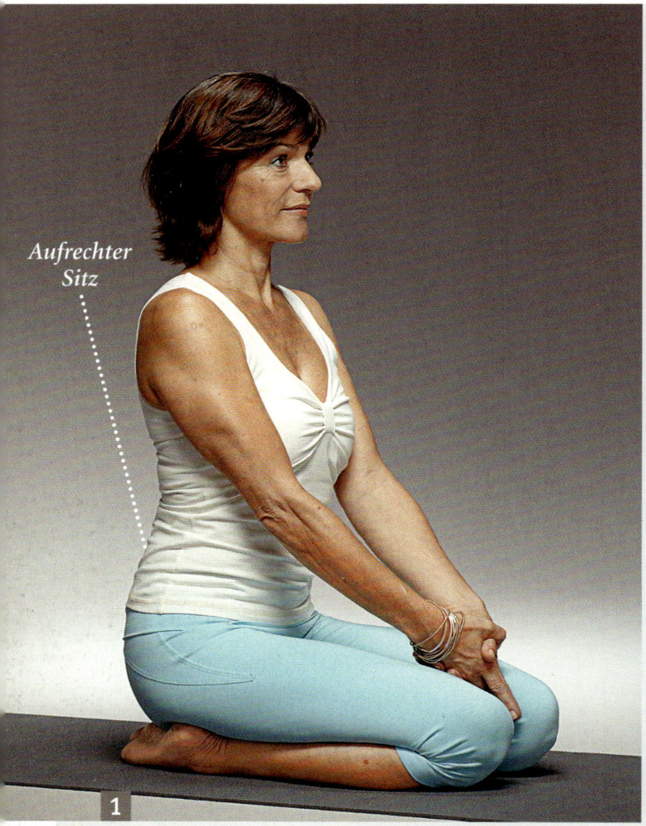

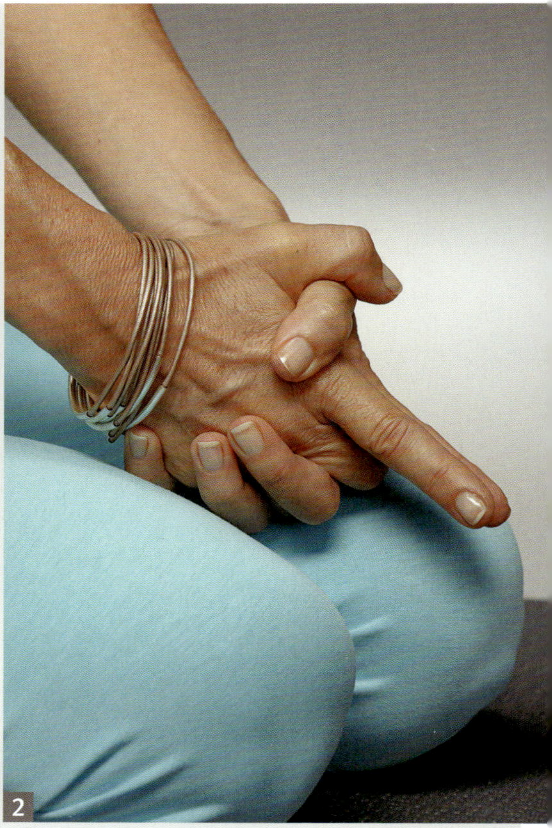

Dynamischer Fersensitz

Shakti nennen die Yogis die weibliche Kraft, die bewegt und verbindet. Shakti heißt auch dieser Dynamische Fersensitz, denn er aktiviert diese Ur-Energie. Sie symbolisiert Kreativität, Harmonie und Freude. Laden Sie diese vitalisierenden Qualitäten in Ihr Leben ein, erobern Sie das Innere Ihres Beckens neu und lassen Sie die dort verborgenen Kräfte in Ihrem Körper pulsieren.

➤ Knien Sie sich auf Ihre Matte und lassen Sie die Fersen nach außen gleiten, sodass eine Schale entsteht. Setzen Sie sich auf die Fersenschale. Richten Sie sich von innen her zu einem aufrechten Sitz aus. 1

➤ Beide Hände sind verschränkt, die Zeigefinger liegen gestreckt aneinander – das Sampurna-Mudra. 2

➤ Lenken Sie die Sitzbeinknochen zueinander und den Damm nach innen.

➤ Einatmend nehmen Sie wahr, wie die Beckenimpulskraft innerlich an der Wirbelsäule entlang nach oben steigt – richten Sie sich dabei in den Kniestand auf. Heben Sie die

Arme neben dem Kopf an. Verweilen Sie in dieser Haltung und spüren Sie Ihre innere Kraft und Fülle. 3

➤ Ausatmend senken Sie das Becken zu den Füßen. Die Sitzbeinknochen gehen wieder etwas auseinander. Lassen Sie die Hände im Sampurna-Mudra auf die Beine sinken.

➤ Wiederholen Sie das Aufrichten und Hinsetzen drei bis fünf Mal.

➤ Bleiben Sie dann für ein paar Atemzüge in der aufgerichteten Haltung.

➤ Lassen Sie das Becken ausatmend wieder sinken und legen Sie die Hände vor dem Herzen in der Gebetshaltung zusammen – Namaste.

➤ Spüren Sie nach und heißen Sie jede auch noch so kleine Erfahrung willkommen, die in der Tiefe Ihrer weiblichen Mitte jetzt auftaucht.

BECKENBODENERLEBNIS

Regelmäßige achtsame Yoga-Übungen bieten eine Atempause, die kurzzeitige Freiheit von jeglichen Pflichten und die wertvolle Gelegenheit, zu sich selbst zu kommen. Wenden Sie sich in solchen Pausen bewusst Ihrem Beckenboden zu, so verbinden Sie sich mit Ihrem weiblichen Kraftpotenzial.

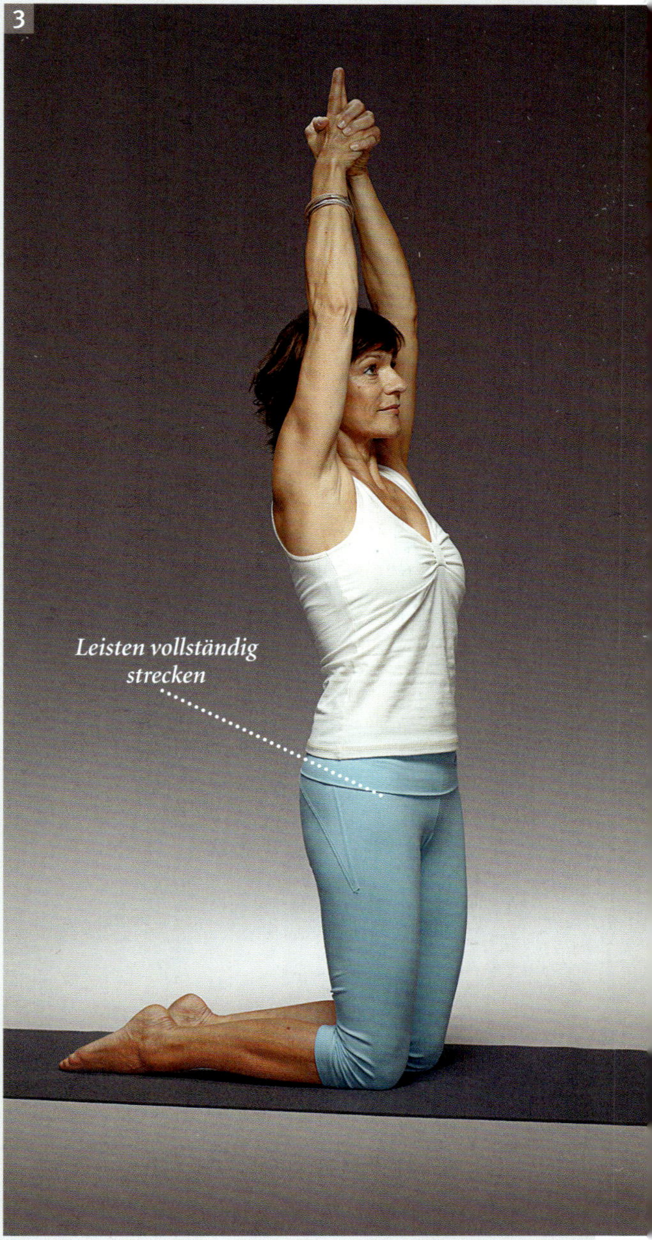

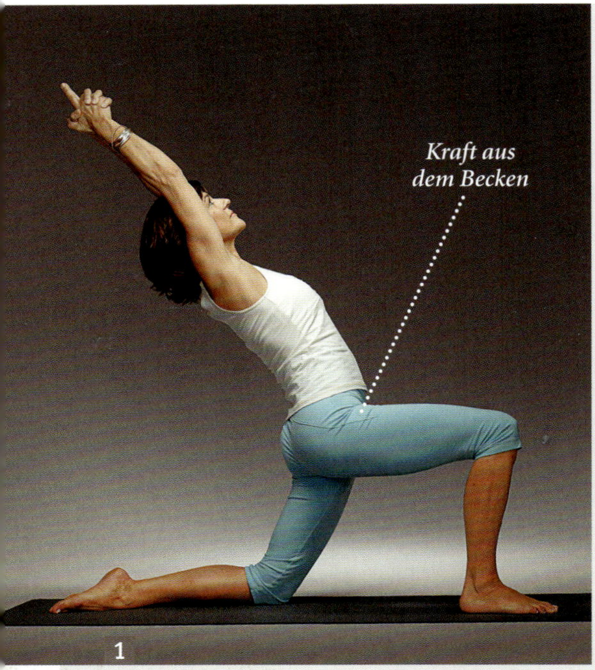

1

Halbmond

Einer der Yoga-Grundsätze ist, Kraft und Leichtigkeit in jeder Haltung und als Lebensphilosophie umzusetzen. Der Beckenboden ist ein perfektes Übungsfeld dafür. Die Kraft des Beckenraums ermöglicht nämlich erst die Leichtigkeit im Herzraum.

➤ Beginnen Sie im Kniestand. Verlagern Sie das Gewicht auf das linke Knie, um den rechten Fuß weit nach vorn auf die Matte zu stellen. Senken Sie das Becken, bis das rechte Knie rechtwinklig gebeugt ist und die linke Leiste so weit wie möglich bodenwärts sinkt.

➤ Ziehen Sie die Innenseiten der Oberschenkel in Richtung Mittellinie der Matte. Die Beine werden so zur stabilen Basis.

➤ Lenken Sie die Sitzbeinknochen aufeinander zu, saugen Sie den Dammpunkt nach innen und oben. Pressen Sie die rechte Ferse nach unten und vorn in den Boden.

➤ Einatmend lassen Sie die Schulterblätter über den Brustkorb in Richtung Becken gleiten und heben beide Arme himmelwärts an. 1

➤ Verweilen Sie für mehrere Atemzüge in dieser Haltung. Lassen Sie mehr und mehr Weite im linken Hüftgelenk zu. Lassen Sie die Kraft aus dem Beckenboden aufsteigen. Halten Sie Stabilität und Kraft im Becken aufrecht und fühlen Sie den gleichmäßigen Atem in Ihrem Herzraum.

➤ Um die Haltung zu verlassen, senken Sie die Arme, setzen das rechte Knie zum linken und legen den Oberkörper auf den Beinen und die Stirn vor den Knien ab. Eine Variante der Kindeshaltung. 2 Üben Sie nach einer kurzen Pause zur anderen Seite.

BECKENBODENERLEBNIS

Wenn Sie die großen oberflächlichen Gesäßmuskeln anspannen, führt das nur zu Druck im Becken. Um die wahre Kraft des Beckens zu aktivieren, bauen Sie die Spannung von innen auf.

2
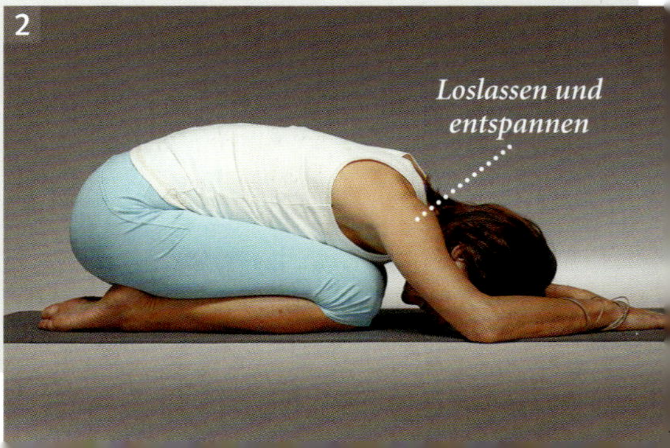

Beckenbodenkraft

Im Original heißt diese Übung Mula-Bandha. Bandhas sind Basisübungen des Yoga. Das Sanskrit-Wort hat die gleiche Wurzel wie das deutsche Wort »Band«. Im yogischen Kontext bedeutet es »Verschluss« oder »Riegel«. Durch eine intensive Muskelanspannung wird Energie im Körper gebündelt.
Mula-Bandha wird als das wichtigste Bandha angesehen, weil es nicht nur einen Energieverlust des Beckens verhindert, sondern die Energie nach oben lenkt, wo sich die kraftvollen Schwingungen des Beckens mit den immer feiner werdenden Energien der oberen Bereiche verbinden.

➤ Kommen Sie in einen aufrechten Sitz, entweder auf der vorderen Kante eines Stuhls, auf einem Sitzbänkchen, dem Yoga-Block oder dem Meditationskissen. Auch der Fersensitz ist möglich. Ihr Becken ist aufgerichtet wie ein Kelch, nehmen Sie die spitzen Sitzbeinknochen senkrecht unter dem Becken wahr. 3

➤ Bündeln Sie Ihre Aufmerksamkeit im Raum Ihres Beckenbodens.

➤ Am Ende der Ausatmung kontrahieren Sie nun die Beckenbodenmuskulatur und schließen After und Scheide. Die Gesäßmuskeln bleiben entspannt.

➤ Vertiefen Sie die Spannung mit der Einatmung und verweilen Sie dann für mehrere Atemzüge. Nehmen Sie die gebündelte Kraft im Becken und den darüber schwingenden Atem im Herzraum wahr.

➤ Lösen Sie sanft die Kontraktion und spüren Sie in Ruhe nach.

BECKENBODENERLEBNIS

Das Verschließen der Beckenöffnungen verhindert ein Entweichen der Kraft. Die grobstoffliche Energie des Beckens steigt auf und verbindet sich mit der deutlich feineren Energie des Herzraums und des Scheitelzentrums. Die Schöpfungskraft des Menschen, die symbolisch in Form einer eingerollten Schlange, der Kundalini, im Becken ruht, bekommt so den Impuls, zu erwachen und die Chakren-Leiter emporzusteigen.

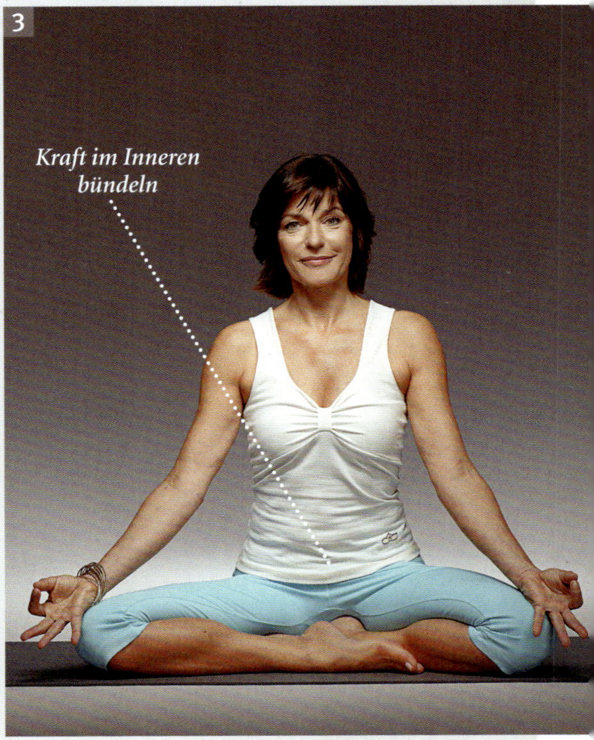

BEWEGLICHKEIT ERFAHREN

Lebensfreude ist vor allem dann intensiv erlebbar, wenn der Körper sich wohl und lebendig fühlt. Ein »Muskelpanzer« wirkt auch auf der emotionalen Ebene beklemmend. Angemessene Beckenbeweglichkeit – wie sie Ihnen die folgenden Übungen schenken – gibt Ihnen das Gefühl, locker und entspannt, aber zugleich kraftvoll und sprühend vor Elan zu sein.

Spiel der Sitzbeinknochen

Bei dieser Übung erleben Sie die enorme Beweglichkeit der Muskulatur zwischen den beiden Sitzbeinknochen.

➤ Setzen Sie sich auf einen Yoga-Block oder einen Stuhl mit fester Sitzfläche. Wiegen Sie sanft Ihr Becken und entdecken Sie dabei Ihre Sitzbeinhöcker: zwei spitze Knochen, die im Sitzen das Becken ausbalancieren.

➤ Rutschen Sie nun an die Kante des Blocks oder Stuhls, sodass der rechte Sitzbeinknochen auf der Sitzfläche etwas tiefer sinkt als der linke. Spielen Sie mit der Beweglichkeit des Beckens. Heben und senken Sie mehrfach aus der Kraft des Beckenbodens den rechten Sitzbeinknochen. 1

➤ Wechseln Sie nach ein paar Atemzügen auf die andere Seite.

1

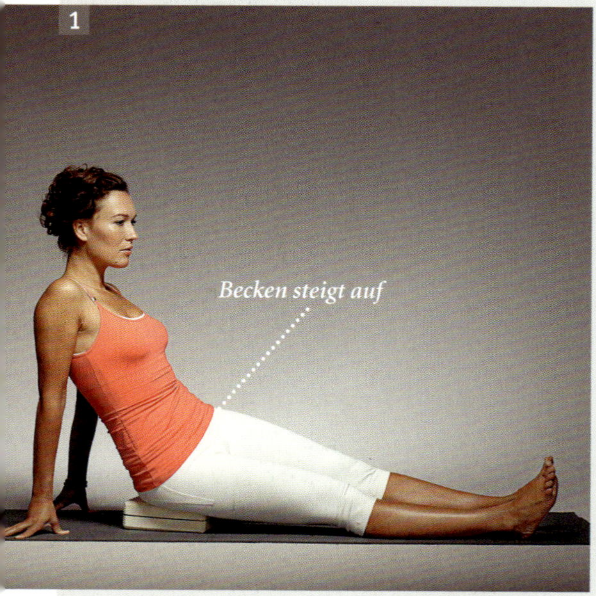

Variation

➤ Setzen Sie sich aufrecht auf die Matte und stellen Sie sich vor, Ihre Sitzbeinknochen seien zwei Füße. »Gehen« Sie damit Schritt für Schritt behutsam und gleichmäßig vorwärts und rückwärts.

BECKENBODENERLEBNIS

Nähern sich die Sitzbeinknochen, wird die querverbindende Schicht Ihres Beckenbodens aktiv. Das Becken wird stabilisiert.

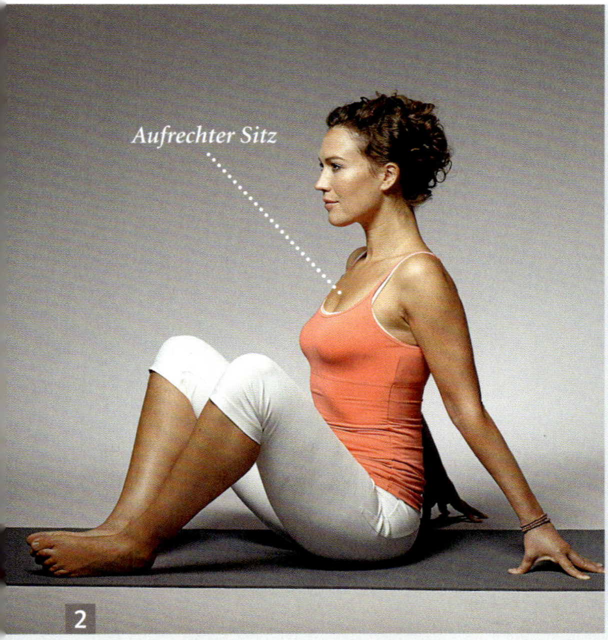

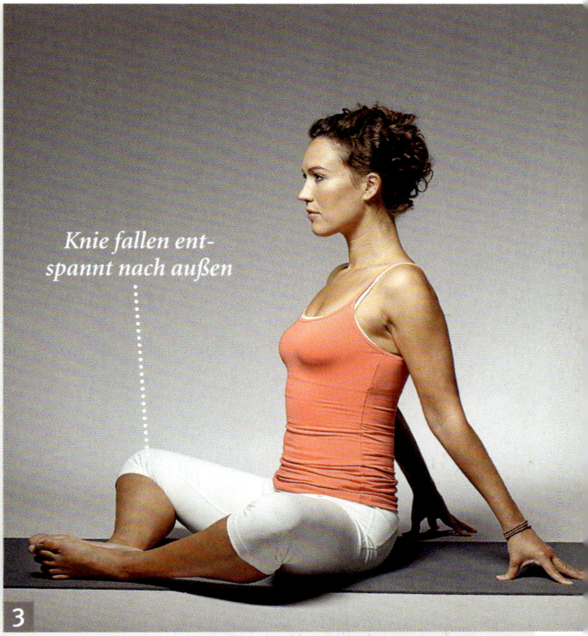

Schmetterling

Viele Beckenbodenübungen fordern ein Muskeltraining, das weder optisch noch tastend wahrgenommen werden kann. Hilfreich zum tieferen Erleben sind deswegen innere Vorstellungsbilder, wie sie Ihnen im Verlauf des Buches schon begegnet sind. Sie lösen nachweislich direkte Muskelaktionen aus.

➤ Stellen Sie im aufrechten Sitz beide Füße in angenehmer Distanz vor dem Becken auf. Öffnen und schließen Sie die Knie wie die Flügel eines Schmetterlings. Variieren Sie dabei mit der Weite der Bewegung. 2

➤ Bleiben Sie dann im aufrechten Sitz und legen Sie die Fußsohlen aneinander. 3 Schließen Sie die Augen und stellen Sie sich vor, an einem Sommertag auf einer Blumenwiese zu sitzen. Viele Schmetterlinge flattern hin und her. Lenken Sie Ihren Blick zu einem Schmetterling und beobachten Sie ihn. Stellen Sie sich vor, wie Ihr Beckenboden die Bewegungen der Flügel nachahmt. Schauen Sie dem Schmetterling eine Weile zu und spüren Sie die leisen Bewegungen in Ihrem Becken.

➤ Irgendwann setzt sich das Tierchen auf eine Blume und kommt zur Ruhe. Spüren Sie der neu gewonnenen Beweglichkeit Ihrer Hüftgelenke und der Kraft Ihres Beckenbodens nach.

BECKENBODENERLEBNIS

Vielleicht wollen Sie beim Üben positive Affirmationen entwickeln, die die vertrauensvolle, starke und weibliche Seite in Ihnen vertiefen? Das Gehirn verwirklicht das, was Sie denken.

Das strahlende Licht

Jede Veränderung der Beckenhaltung hat Auswirkungen auf die Aufrichtung der Wirbelsäule, die Statik der Beine, die Spannung des Beckenbodens und die Balance der Organe. Ein gutes Gefühl für die Sitzbeinknochen ermöglicht natürlich die ökonomischste und schonendste Ausrichtung des Beckens.

➤ Reiben Sie im aufrechten Stand beide Sitzbeinknochen zur Energetisierung. So bauen Sie ein Empfindungsfeld auf und lenken Ihre Aufmerksamkeit auf diese Knochen. 1

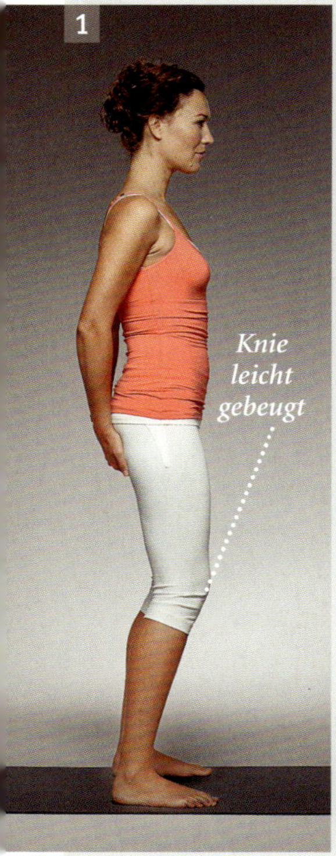

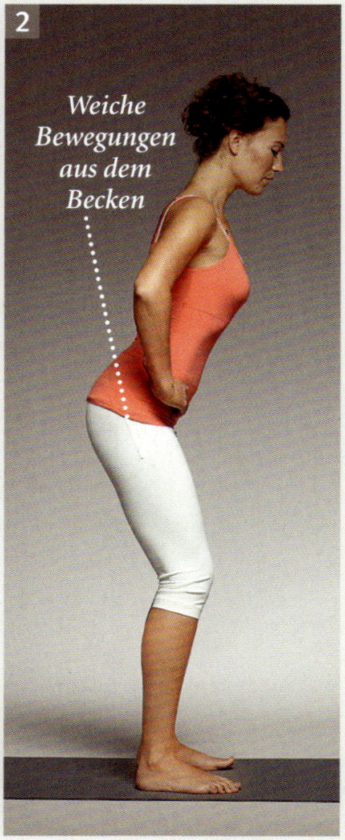

➤ Lassen Sie die Arme dann sinken und entspannen Sie die Knie.

➤ Stellen Sie sich Ihre Sitzbeinknochen wie zwei hell strahlende Lichter vor. Lassen Sie das Licht senkrecht zum Boden strahlen und dann in einer fließenden Bewegung so weit wie möglich nach hinten und vorn. 2

➤ Begleiten Sie die fließende Bewegung mit einem Summen und nehmen Sie aufmerksam die Schwingungen im Beckenraum wahr. Wie reagiert die Wirbelsäule beim Schwingen des Beckens nach hinten? Wie, wenn es sich nach vorn bewegt?

➤ Beenden Sie die Übung nach einer Zeit, wenn das strahlende Licht senkrecht nach unten zeigt. Ihre Beckenschale ist nun aufgerichtet und ausgeglichen.

Variation

➤ Probieren Sie das Bewegen des Lichts auch im Sitzen oder im Unterarmstütz, einem Liegestütz auf den Ellenbogen.

BECKENBODENERLEBNIS

Die gleichmäßige Schwingung mobilisiert und entlastet den unteren Rücken. Der Beckenboden weitet sich in der Bewegung nach hinten und wird in der Bewegung nach vorn aktiviert: ein harmonisierendes Pendeln zwischen den beiden Polen Entspannung und Anspannung. Je häufiger Sie mit dieser bewegten Meditation experimentieren, umso klarer wird Ihre Verbindung zu Ihrer weiblichen Mitte.

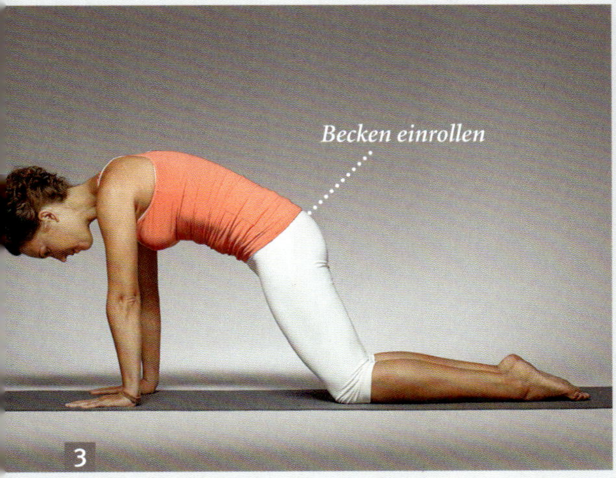

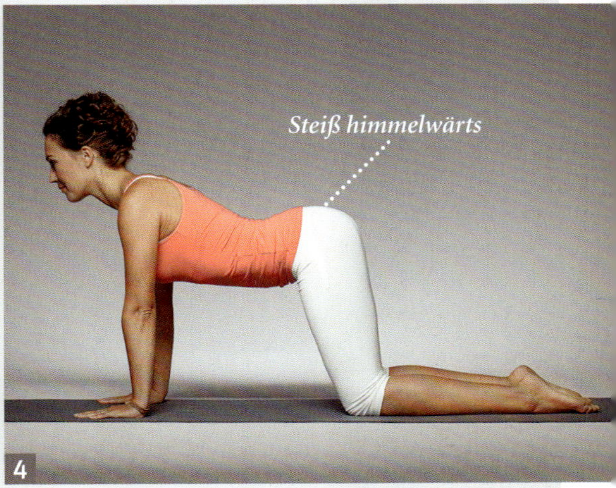

Katze

Als unsere frühesten Vorfahren auf vier Füßen liefen, hatte der Beckenboden keine tragende Rolle. Diese Aufgabe ergab sich erst mit der Aufrichtung des Menschen. Flexible Beweglichkeit und Weite im Becken können wir aber bis heute auf allen vieren erfahren.

➤ Setzen Sie im Vierfüßlerstand beide Hände, gefächert wie zwei große Sterne, senkrecht unter den Schultern auf. Beide Knie sind etwas hinter das Becken versetzt, die Oberschenkel stehen schräg. Zwischen den Knien hätte ein Tennisball Platz.

➤ Senken Sie ausatmend das Steißbein, als würde eine Katze den Schwanz einrollen. Das Kreuzbein folgt der Rollbewegung, dann gleitet der Rücken Wirbel für Wirbel in einen harmonischen Bogen, bis das Kinn zum Brustbein zeigt. 3

➤ Einatmend richten Sie den Steiß himmelwärts, der Rücken gleitet vom Becken her beginnend nach und nach in die Katze. Der Herzraum weitet sich angenehm, richten Sie den Blick nach vorn. 4

➤ Wiederholen Sie den Übungsablauf. Fließen Sie auf der Welle der Atmung immer wieder vom Runden in die Aufrichtung. Folgen Sie dabei jedes Mal dem Bewegungsimpuls des Steißbeins.

BECKENBODENERLEBNIS

Erleben Sie in diesem Ablauf Ihren Beckenboden als Impulsgeber. Können Sie sich darauf einlassen, dem Becken die Führungsrolle zu übertragen? Ihr Kopf gliedert sich erst als Letztes in die Rundung und Aufrichtung ein.

BECKENBALANCE

Ist das Becken ausgeglichen und ausbalanciert, verbleibt die Energie dort ruhend wie in einem stillen und klaren See. Für die Beckenbalance – also weder nach vorn gekippt noch nach hinten gelehnt oder seitlich verschoben – sensibilisieren Sie sich mit den folgenden Übungen.

Glückliches Baby

Das Weiten des Beckens in dieser Position entlastet und harmonisiert den inneren Hüftmuskel, der entscheidend für die Ausrichtung des Beckens ist. Ist er verspannt, zieht er die Lendenwirbelsäule nach innen und kippt das Becken nach vorn.

1

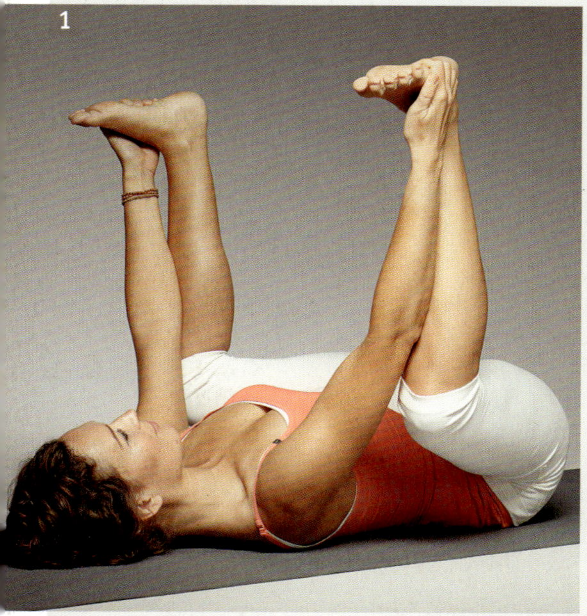

➤ Beugen Sie in der Rückenlage beide Beine. Die Unterschenkel senkrecht über den Knien ausgerichtet, ziehen Sie die Fußspitzen zum Schienbein.

➤ Fassen Sie beide Fußsohlen, die Schultern bleiben entspannt. Die Knie senken sich seitlich neben dem Brustkorb in Richtung Matte.

➤ Schieben Sie die Fußsohlen in die Hände, die wiederum gegen die Fußsohlen drücken. Ihr Kreuzbein senkt sich tief zur Matte.

➤ Lösen Sie die Spannung zwischen Füßen und Händen, das Becken bleibt am Boden. 1

➤ Verweilen Sie in der Haltung. Atmen Sie bis tief in den Beckenraum, während Sie den Hinterkopf zum oberen und beide Sitzbeinknochen zum unteren Mattenrand lenken.

BECKENBODENERLEBNIS

Jeden Schritt, jede Bewegung im Alltag federt der Beckenboden als elastischer Gurt in unserem Inneren ab. Bewegungsmangel, langes Sitzen, häufiges Übereinanderschlagen der Beine schränken seine Anpassungsfähigkeit ein. Denn Muskeln brauchen kontinuierliche Kraft- und Dehnungsreize – Yoga bietet sie.

Schwan

Diese Haltung dehnt die kräftigen, großen Muskeln an der Außenseite des Beckens und die Leiste. Sie gleicht das Becken aus, und Sie finden eine sensible Spannungsbalance. So können Sie sich innerlich und dabei gelassen aufrichten.

➤ Stützen Sie die Hände auf die Matte und richten Sie das rechte Knie dazwischen aus. Führen Sie das linke Bein lang gestreckt nach hinten.

➤ Wiegen Sie das Becken zunächst leicht hin und her, um beide Seiten auszugleichen und überflüssige Spannungen zu lösen.

➤ Richten Sie das Becken nun möglichst parallel aus. Ein kleines Kissen unter der rechten Beckenseite kann dabei eine wertvolle Hilfe sein.

➤ Schieben Sie die linke Fußspitze in Richtung hinteren Mattenrand. Lassen Sie mehr und mehr Raum an der linken Leiste entstehen.

➤ Lenken Sie die Einatmung am Becken beginnend an der Innenseite der Wirbelsäule entlang. Wachsen Sie vom Becken aus nach oben. 2

➤ Ausatmend legen Sie sich weit nach vorn, bis die Stirn die Matte berührt. 3

➤ Rollen Sie den Oberkörper Wirbel für Wirbel wieder auf und wiederholen Sie das Auf- und Abrollen drei bis fünf Mal.

➤ Verweilen Sie dann für mehrere Atemzüge aufgerichtet im Schwan. Lassen Sie beide Schultern nach hinten und unten sinken und das Brustbein sanft nach vorn oben aufsteigen. Die Muskeln am äußeren Becken und in der Leiste geben Spannung ab. Sie richten sich elegant auf.

BECKENBODENERLEBNIS

Eine geöffnete Leiste ist die Voraussetzung für eine würdevolle, selbstbewusste Aufrichtung. Geschmeidige Hüftgelenke schenken ein harmonisches, kraftvolles Bewegungsmuster und einen elastischen Beckenboden.

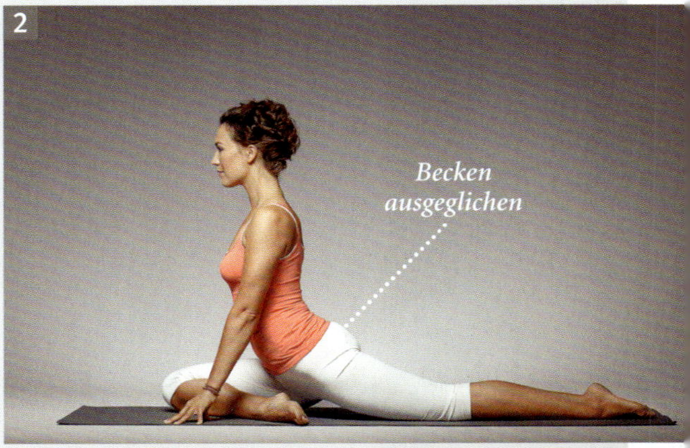

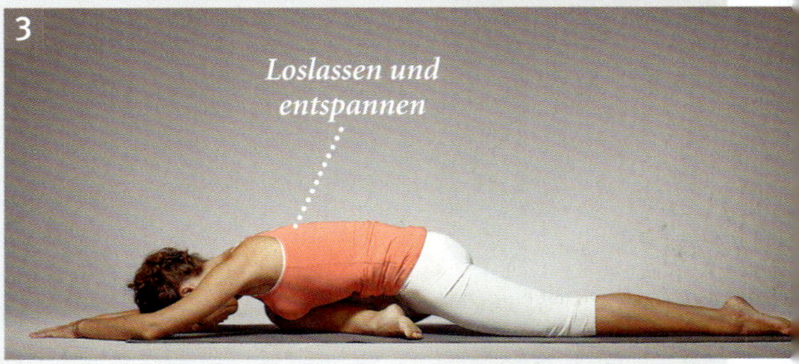

Bogen

Die Kunst dieser Haltung besteht in der Feinabstimmung: Die Dehnung der Leiste setzt sich harmonisch in einer weiten Bogenspannung über den Rücken fort.

➤ Bringen Sie in Bauchlage die Stirn auf die Handrücken. Schmiegen Sie die Leisten an die Matte an und entspannen Sie die vordere Oberschenkelmuskulatur.

➤ Rollen Sie das Becken sanft ein. Beide Sitzbeinknochen zeigen zu den Fersen, das Schambein schmiegt sich an die Matte. Deutlich spürbar schwingt dabei die Bauchdecke nach innen.

➤ Greifen Sie mit der rechten Hand nun den rechten Fußspann. Senken Sie die Fersen zum Gesäß und nehmen Sie die Dehnung am vorderen Oberschenkel wahr. Das Becken bleibt dabei stabil. 1

➤ Schieben Sie einatmend den rechten Unterschenkel in die Hände. Die Schulter dehnt sich dabei weit zurück – der Oberkörper steigt auf.

➤ Nehmen Sie den unteren Rücken als weiten, entspannten Bogen wahr und verweilen Sie für fünf Atemzüge.

➤ Lösen Sie die Haltung auf. Wiederholen Sie mit links und fassen Sie dann beide Füße. 2 Verweilen Sie fünf Atemzüge in der Position und spüren Sie ausgiebig nach.

➤ Schieben Sie das Becken zum Ausgleich abschließend zurück in die Haltung des Kindes, Arme lang nach vorn. 3

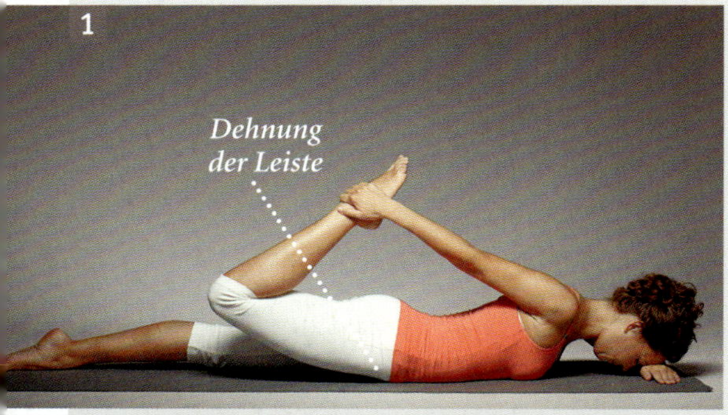

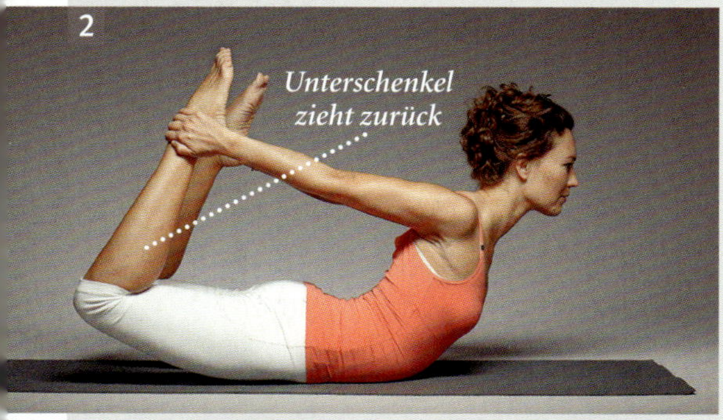

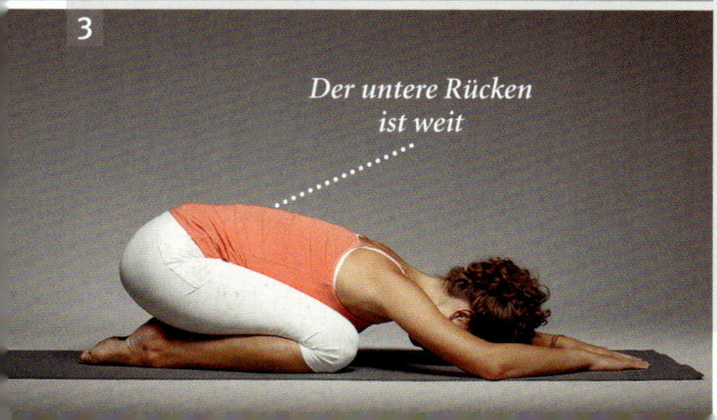

BECKENBODENERLEBNIS

Im Bogen wird das Nabelzentrum, der Sitz von Mut und Selbstvertrauen, energetisiert. Spürbar schmiegt sich mit jedem Atemzug die Bauchdecke an die Erde.

Krokodil

Diese Haltung verdankt ihren Namen dem besonders beweglichen Schwanz des Krokodils. Ziel ist die Entspannung der großen Muskeln an der Außenseite des Beckens.

➤ Breiten Sie in Rückenlage die Arme etwas unterhalb der Schultern horizontal aus. Beide Schulterblätter und Schultern sinken breit und schwer auf die Matte, die Handinnenflächen weisen nach oben.

➤ Stellen Sie den rechten Fuß auf. Drücken Sie ihn in die Matte und versetzen Sie das Becken zum rechten Mattenrand.

➤ Ausatmend führen Sie das gebeugte rechte Bein über das gestreckte linke und rollen den Kopf zur rechten Seite. Beide Schulterblätter bleiben gut geerdet auf der Matte.

➤ Streichen Sie mit der linken Hand mehrfach vom Becken zum rechten Knie. 4

➤ Verweilen Sie für mehrere Atemzüge in der Haltung. Lassen Sie immer mehr Raum zwischen der rechten Schulter und der oberen Beckenseite entstehen.

➤ Kommen Sie zurück zur Mitte und üben Sie dann nach links.

Variation

➤ Sollte die rechte Schulter nicht entspannt liegen bleiben können, unterlagern Sie das rechte gebeugte Bein mit einem großen Kissen oder einem Yoga-Block. Liegt das Bein auf, können die Muskeln am Becken besser entspannen und loslassen.

BECKENBODENERLEBNIS

Drehungen wirken ausgleichend auf die Muskeln und das Bindegewebe, aber ebenso auf die energetische Ebene. Im Krokodil werden alle Beckenorgane in die Drehung einbezogen, was ausgleichend und entkrampfend wirkt.

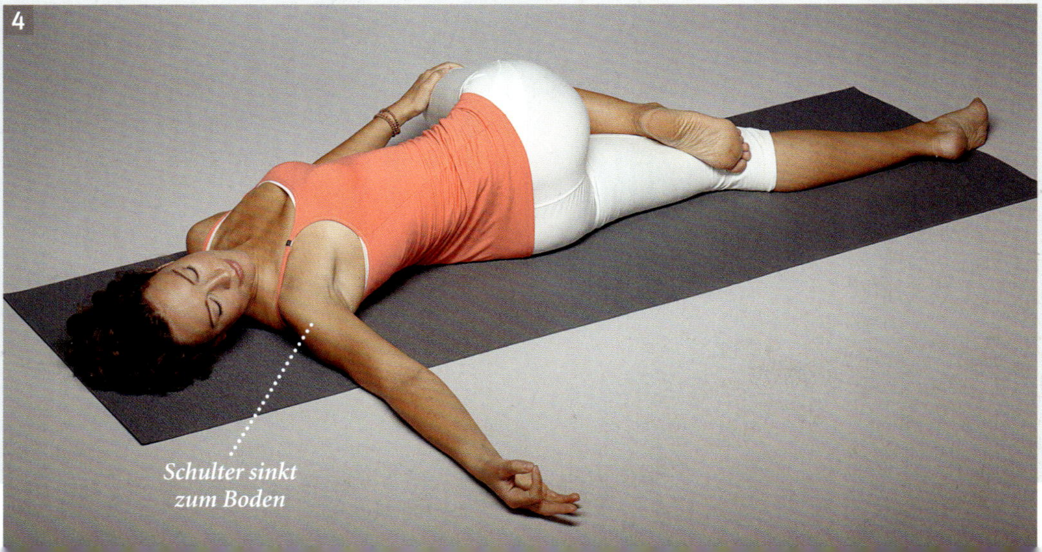

STABILITÄT AUS DER MITTE

Im gesunden Körper werden Anteile des quer verlaufenden Bauchmuskels aktiviert, wenn der Beckenboden anspannt. Umgekehrt wird der Beckenboden aktiviert, wenn Sie die Bauchdecke nach innen und oben lenken. Dysbalancen dieser Zusammenarbeit können Sie durch Yoga gezielt ausgleichen. In anspruchsvollen Stand- und Stützhaltungen entwickeln Sie insbesondere Ihre Tiefenstabilität.

Heldin

Gut verwurzelt und stabil zu stehen, das gibt Ihnen die Möglichkeit, kraftvoll und aus dem Herzen heraus zu handeln. Nutzen Sie die Verbindung zur Erde für ein tragendes, stabiles Fundament.

➤ Kommen Sie in eine weite Grätsche, das rechte Bein ist aus dem Hüftgelenk heraus gedreht, sodass Ihr rechtes Knie und die rechte Fußspitze nach rechts zeigen. Setzen Sie die linke Ferse etwas nach außen.

➤ Beugen Sie das rechte Knie, während die Außenkante des linken Fußes stabil am Boden bleibt. Breiten Sie beide Arme seitwärts aus. Wenden Sie den Blick nach rechts über den rechten Arm hinweg. 1

➤ Verweilen Sie würdevoll aufgerichtet in der Heldin und lenken Sie den inneren Blick zum Becken. Beide Sitzbeinknochen zeigen senkrecht zum Boden. Bündeln Sie Ihre Beckenbodenkraft, indem Sie Steiß- und Schambein und beide Sitzbeinknochen einander nähern. Lenken Sie die entstandene Kraft im Becken ganz sanft nach oben.

➤ Lösen Sie die Spannung und bauen Sie sie dann wieder, vom Beckenboden beginnend, auf. Lassen Sie ein gefühlvolles Pulsieren entstehen.

➤ Während die Füße gut verwurzelt bleiben, lenken Sie die Innenseiten der Oberschenkel

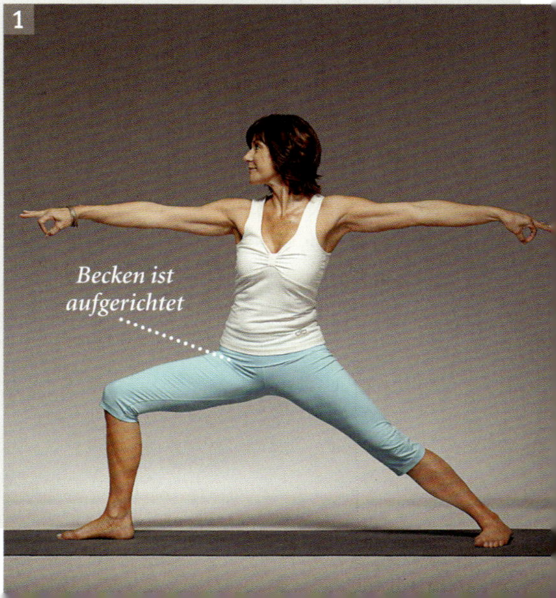

aufeinander zu, aktivieren den Beckenboden und lenken die entstandene Kraft innerlich nach oben. Nun halten Sie die tiefe Beckenkraft aktiv und verweilen in der Heldin. Die Stabilität in Beinen und Becken erlaubt Ihrem Atem, sich im Herzraum auszubreiten.

➤ Üben Sie anschließend zur anderen Seite.

BECKENBODENERLEBNIS

Der Bauchraum steht im Yoga für Tatkraft und den Drang, aktiv zu sein. Eine Dominanz der Bauchkraft allerdings schwächt, denn sie raubt uns Energie. Auch das Spannungsverhältnis Bauch und Beckenboden muss fein abgestimmt sein. Übertriebene Bauchspannung, ständiges Baucheinziehen schwächen den Beckenboden. Kraftvolle stehende Haltungen helfen Ihnen, den Ausgleich zu finden.

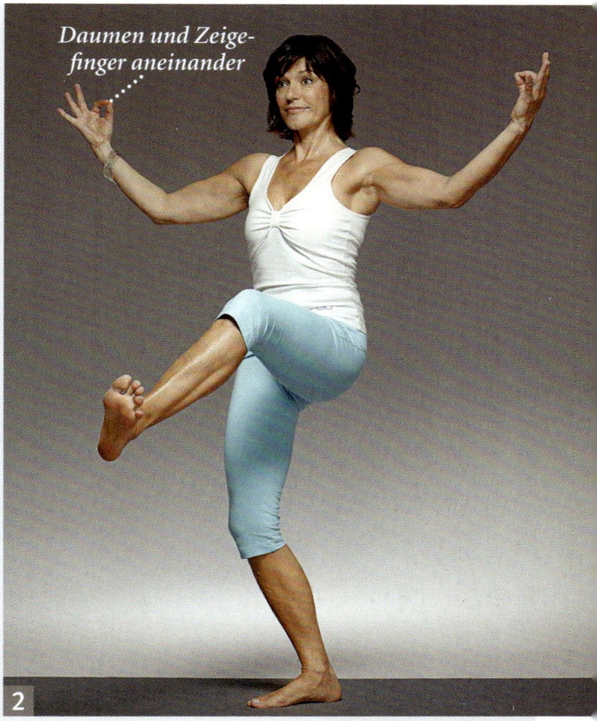

2

Tanzender Shiva

Eine gute Verbindung zu Ihrer Beckenkraft schenkt Ihnen eine sichere Balance. Sowohl übertriebene als auch zu geringe Spannung, blockierendes Verkrampfen oder mangelnde Kontrolle – all das bringt Sie ins Wanken.

➤ Im aufrechten Stand lassen Sie das Kreuzbein schwer nach unten sinken, beide Sitzbeinkochen befinden sich gerade unter dem Becken. Die Bauchdecke wird dabei fühlbar nach innen gezogen.

➤ Drehen Sie die rechte Fußspitze nach außen. Verlagern Sie das Gewicht auf rechts.

➤ Aktivieren Sie den Beckenboden. Lenken Sie die Kraft innerlich nach oben und heben Sie das linke Bein gebeugt vor dem Körper an. Die Fußspitze ist angezogen.

➤ Heben Sie beide Arme gebeugt seitlich bis in Höhe des Herzens an. 2

➤ Verweilen Sie für mehrere Atemzüge und üben Sie dann zur anderen Seite.

BECKENBODENERLEBNIS

Zeigen beide Sitzbeinknochen senkrecht zum Boden, ist die breite Basis des Kreuzbeins horizontal und die Wirbelsäule kann sich in ihrer Wellenform bestmöglich aufrichten. Machen Sie diese Beckenposition zur Gewohnheit.

Planke

An vier Punkten mit der Erde verbunden lenken Sie die Bauchdecke zur Innenseite der Wirbelsäule, bis das Gefühl entsteht, Ihre Bauchdecke trägt den Rücken und Ihre starke Körpermitte stabilisiert Sie wirkungsvoll.

➤ Im Vierfüßlerstand stehen die Hände senkrecht unter den Schultern und die Knie unter den Hüftgelenken. Schieben Sie die Schultern weit nach außen sowie Steißbein und die Krone des Kopfes auseinander.

➤ Verlagern Sie das Gewicht auf das linke Knie und schieben Sie den rechten Fuß auf der Matte nach hinten. Stellen Sie Zehen und Zehenballen auf und dehnen Sie die Ferse weit zum hinteren Mattenrand.

➤ Lenken Sie den Dammpunkt innerlich nach oben. Schieben Sie das Steißbein gedanklich wie Ihr rechtes Bein nach hinten. Nehmen Sie wahr, wie sich der quer verlaufende Bauchmuskel über dem Schambein anspannt. Vertiefen Sie sanft diese Spannung und lenken Sie die Bauchdecke nach innen und oben. 1

➤ Lösen Sie die Spannung und bauen Sie sie wieder auf. Experimentieren Sie drei bis vier Mal mit dieser inneren Impulskette.

➤ Aktivieren Sie nochmals den Beckenboden. Nehmen Sie die tiefe Bauchspannung wahr und verstärken Sie sie. Stellen Sie den linken Fuß neben den rechten. Verweilen Sie von Ihrer Mitte getragen für drei bis fünf Atemzüge in dieser Haltung. 2

➤ Zum Nachspüren beugen Sie beide Knie. Dann senken Sie das Becken auf die Fersen und den Oberkörper auf die Oberschenkel. Zuletzt legen Sie die Stirn auf die Matte – die Kindeshaltung.

➤ Wiederholen Sie den Ablauf nach einer kurzen Pause mit dem linken Bein.

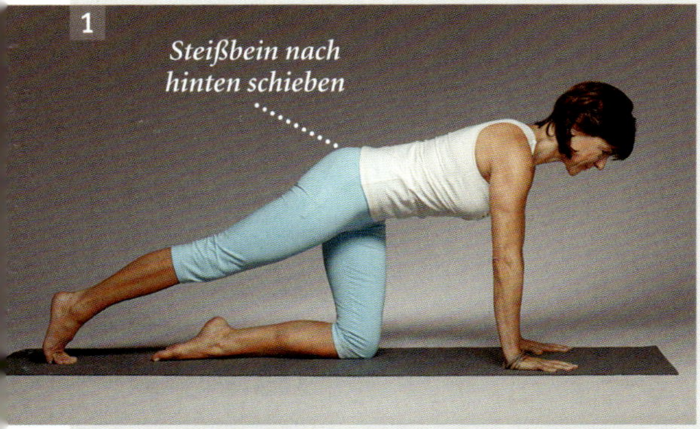

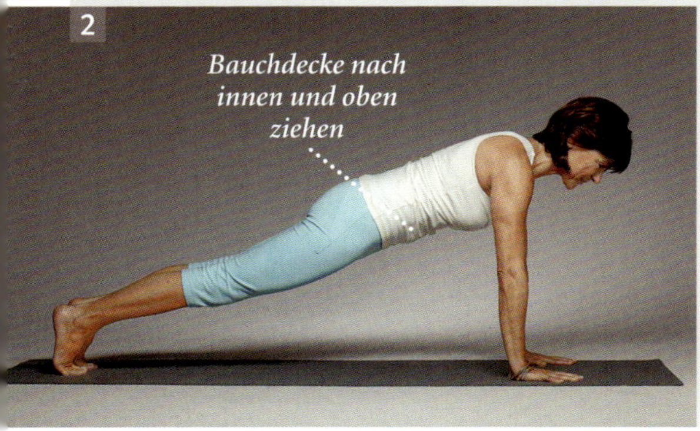

BECKENBODENERLEBNIS

Ein intaktes Zusammenspiel von Beckenboden und tiefen Bauchmuskeln verbindet den Schultergürtel und das Becken. So werden nicht zuletzt belastende Scherbewegungen vermieden und der untere Rücken geschützt.

Baum

Verwurzelt in der Erde wächst der Baum mit einem stabilen, anpassungsfähigen Stamm in die Weite des Himmels. Tauchen Sie gedanklich in dieses Bild ein und nehmen Sie Beckenboden und tiefe Bauchkraft schwingend und trotzdem stabil und sicher wahr.

➤ Im aufrechten Stand lenken Sie Ihre Aufmerksamkeit zu Ihren Füßen. Verwurzeln Sie sich über die Groß- und Kleinzehenballen sowie die Ferse im Boden. Alle zehn Zehen sind entspannt.

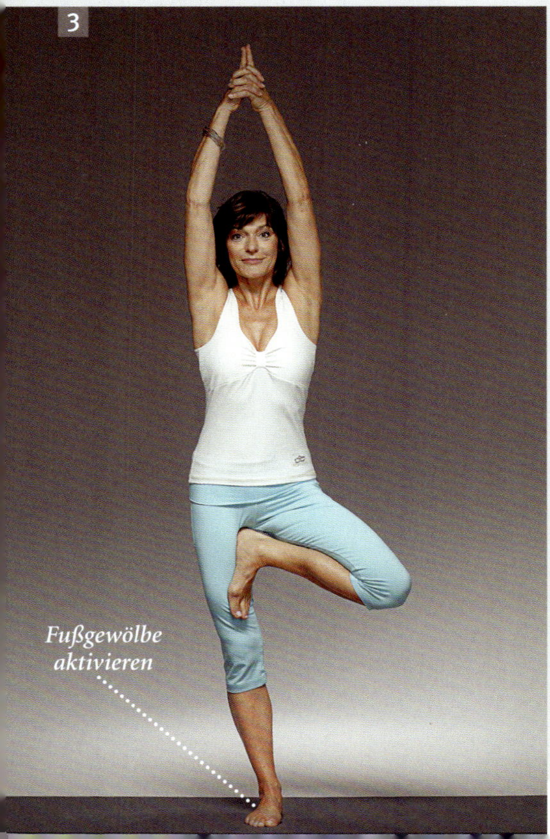

➤ Aktivieren Sie das innere Längsgewölbe Ihrer Füße. Lassen Sie vom großen Zehenballen bis zur Ferse eine aktive Kuppel entstehen. Nehmen Sie wahr, wie sich Ihre Beine aufrichten und auch Ihr Beckenboden zur aktiven Kuppel wird.

➤ Beide Sitzbeinknochen zeigen senkrecht zum Boden. Der aktive Beckenboden ist an Ihrer Bauchdecke spürbar – sie wird sanft nach innen gezogen.

➤ Verlagern Sie das Gewicht auf den rechten Fuß, das Gewölbe bleibt aktiv. Lösen Sie Fersen, Ballen und Zehen des linken Fußes. Drehen Sie das Bein nach außen. Legen Sie die linke Fußsohle an den Knöchel oder die Innenseite des rechten Oberschenkels. Lassen Sie einen stabilen Stamm entstehen. Die so entstehende Kraft ziehen Sie über den Beckenboden in den Oberkörper hinein.

➤ Legen Sie die Handinnenflächen über dem Kopf zusammen. Beide Schultern sinken nach hinten unten. 3

➤ Verweilen Sie für mehrere Atemzüge in der Haltung und üben Sie dann zur anderen Seite.

BECKENBODENERLEBNIS

Eine angemessene Beckenbodenspannung richtet die Wirbelsäule auf. Diesen Impuls können Sie vertiefen, indem Sie Becken und Kopf senkrecht übereinander ausrichten und den Raum zwischen ihnen möglichst groß werden lassen. Diese Längsspannung aktiviert zusätzlich den quer verlaufenden Bauchmuskel, der den Beckenboden unterstützt.

Kamel

Der Unterleib ist eine der empfindsamsten und verletzbarsten Körperregionen einer Frau. Diesen Bereich zu schützen oder zu verbergen ist nicht selten tief im weiblichen Unterbewusstsein verankert. Überkreuzte Beine im Sitzen, verkrampfte Beckenmuskeln oder stets gebeugte Leisten können Körperhaltungen sein, die dieses Schutzbedürfnis sichtbar machen. Sie schränken aber die Lebendigkeit ein. Diese Vitalkraft des Beckens wieder zu erzeugen schafft eine neue Verbindung zur ursprünglichen, lebensfrohen Energie. Auch das Kamel unterstützt Sie dabei.

➤ Beginnen Sie in der Kindeshaltung, entspannen Sie den Körper. 1

➤ Ausatmend rollen Sie das Becken ein, indem Sie die Sitzbeinknochen ganz sanft zu den Fersen ziehen.

➤ Setzen Sie beide Hände sehr stabil und fest auf den Fersen ab.

➤ Lenken Sie das Steißbein zum Schambein. Lösen Sie das Becken weiter von den Füßen. Strecken Sie die Leisten. 2

➤ Legen Sie sich jetzt Wirbel für Wirbel aus der Kraft des Beckenbodens in einen harmonischen Bogen nach hinten, bis der Kopf hängt. 3

1

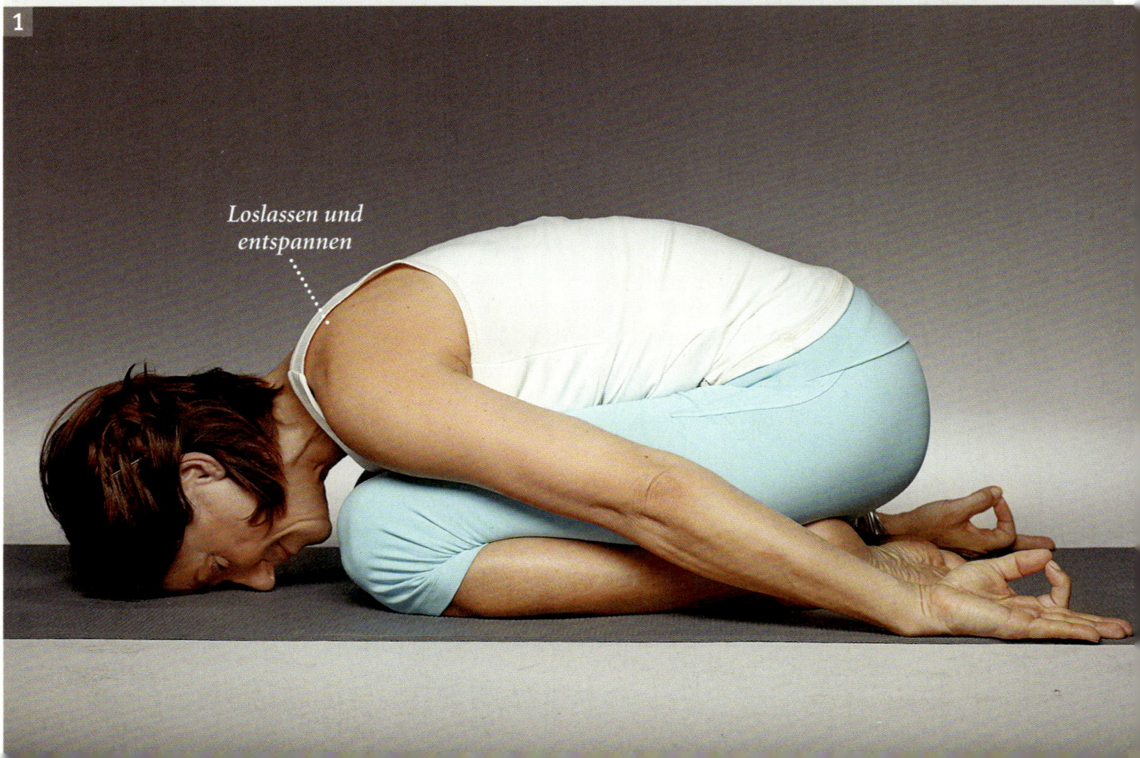

➤ Ausatmend senken Sie das Becken wieder auf die Fersen und gleiten Wirbel für Wirbel nach vorn in die Kindeshaltung.

➤ Wiederholen Sie diesen Ablauf im Einklang mit Ihrem Atem.

➤ Stellen Sie sich den Beckenboden dabei als sprudelnde Energiequelle vor und lassen Sie die Kraft aus Ihrem Schoß aufsteigen wie die Fontäne eines Springbrunnens.

➤ Nach drei bis fünf Rollbewegungen bleiben Sie für ein paar ruhige Atemzüge im Kamel, Kopf sanft nach hinten hängend.

➤ Spüren Sie abschließend noch eine Weile in der Kindeshaltung nach und nehmen Sie im gesamten Beckenraum die feinen Echos auf die Übung wahr.

BECKENBODENERLEBNIS

Als regelrechter Antischwerkraft-Muskel richtet uns der Beckenboden auf. Gleichzeitig ist er die Kraftzentrale der Körpermitte, die uns stabilen Halt gewährleistet, aber auch lebendiges Pulsieren. Jedes Asana hat in diesem Gefüge sein Schlüsselelement. So können Sie insbesondere beim regelmäßigen Üben erleben, welche Stärken oder auch Defizite dieses besondere Muskelgeflecht in Ihrem Körper hat. Wenn Sie das immer klarer erspürt haben und um Ihr Potenzial wissen, können Sie gezielt darauf einwirken.

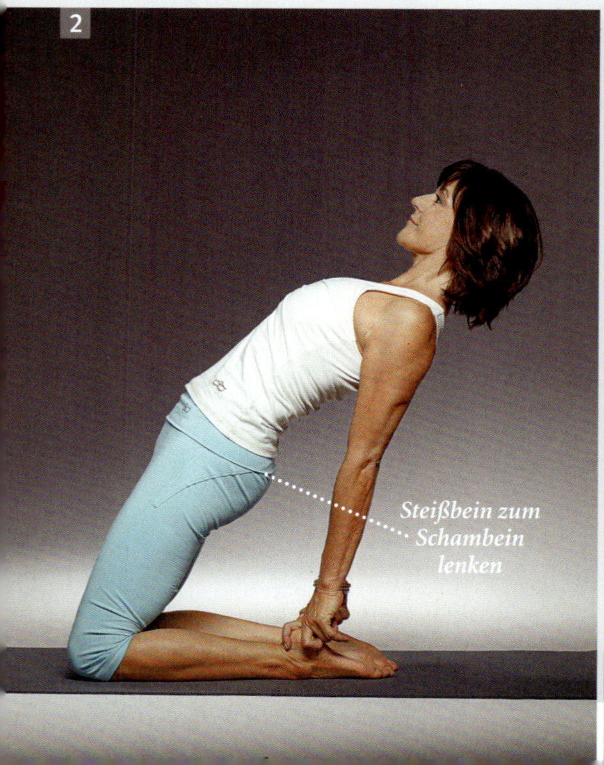

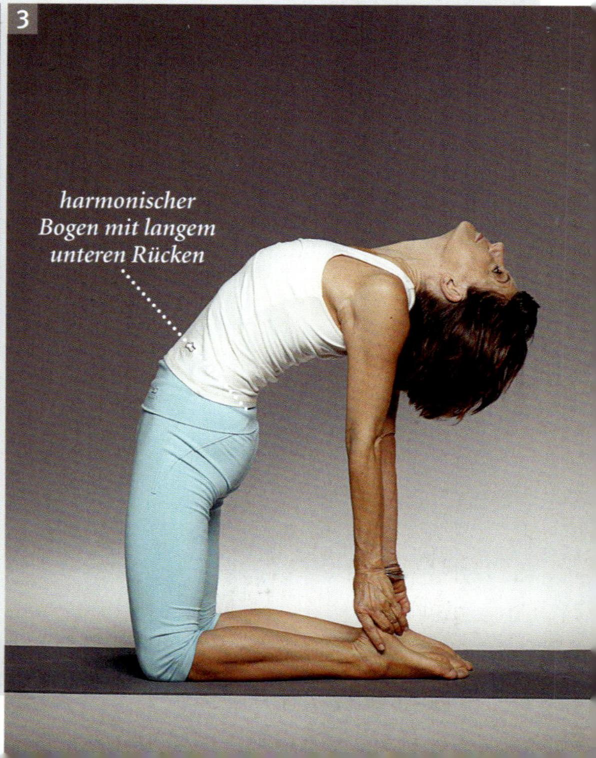

Kobra

In dieser Rückbeuge aus der Bauchlage nutzen Sie die Energie des Beckenbodens, um den unteren Rücken entlastend zu verlängern. Wie eine neugierige Kobra nutzen Sie die Kraft der Erde, um sich aufzurichten.

➤ Wiegen Sie in Bauchlage das Becken mehrfach hin und her, um die Leisten vollständig an die Matte zu schmiegen.

➤ Rollen Sie das Becken dann sanft ein, bis die Sitzbeinknochen zu den Fersen zeigen. Die Leisten längen sich. Das Schambein liegt spürbar auf und die Taille wird lang. Auch Ihre Lendenwirbelsäule wird wohlig verlängert.

➤ Aktivieren Sie den Beckenboden, indem Sie den Raum zwischen Steiß, Schambein und den Sitzbeinknochen verkleinern, also die Knochen aufeinander zuziehen.

➤ Lassen Sie einatmend die Kraft des Beckenbodens an der Wirbelsäule aufsteigen, bis sich das Brustbein von der Matte löst. Senken Sie den Oberkörper ausatmend und wiederholen Sie noch zweimal.

➤ Nun setzen Sie beide Hände neben dem Brustkorb auf. Aktivieren Sie mit aufgerichtetem Becken und langer Lende den Beckenboden. Lenken Sie die Kraft an der Wirbelsäule entlang nach oben. Das Brustbein hebt sich. Sie schieben die Hände auf der Matte nach vorn und richten sich weiter auf in die Kobra. Mehrere Atemzüge halten. 1

BECKENBODENERLEBNIS

Die innere Impulskette der Aufrichtung von Beckenboden und Tiefenmuskulatur reagiert sehr sensibel auf übersteigerten Druck. Lassen Sie Ihre Gesäßmuskulatur locker.

1

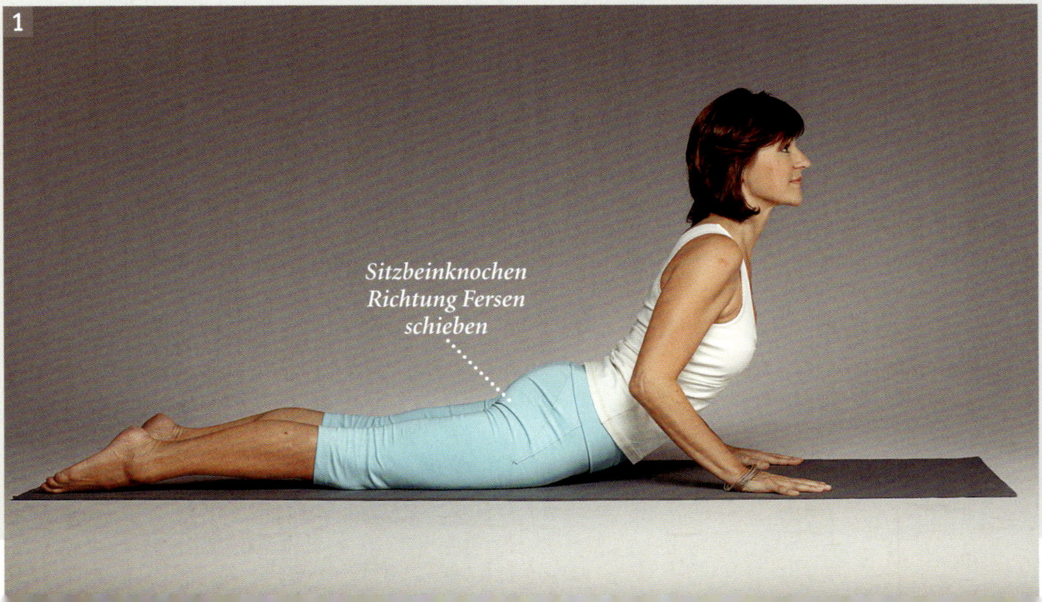

WIRKUNGSVOLLE ENTLASTUNG

Umkehrhaltungen sind im Yoga all jene Positionen, bei denen der Nabel höher ist als der Gaumen. Druck und Zug im Körper verändern sich und die Belastungen des aufrechten Standes werden »auf den Kopf gestellt«. Das verändert auch auf mentaler Ebene die Perspektive. Ihr Becken steht höher als der Kopf und bekommt alle Aufmerksamkeit.

Berg

Diese leichte Umkehrhaltung dehnt spürbar den Beckenboden. In Ihrer regelmäßigen Yoga-Praxis können Sie den Berg immer wieder als Ruheposition nutzen.

➤ Beginnen Sie im Vierfüßlerstand. Beide Hände sind weit gefächert senkrecht unter den Schultern, die Knie etwas hinter den Hüftgelenken. Ausatmend schieben Sie das Becken himmelwärts und strecken beide Beine. Dehnen Sie die Rückseiten der Oberschenkel diagonal nach hinten und lassen Sie spürbar Raum zwischen den Sitzbeinknochen entstehen. Rollen Sie beide Schultern weit nach außen.

➤ Um den Rücken noch mehr zu längen, schieben Sie den Steiß himmelwärts. Vom Hinterkopf über die Wirbelsäule bis zum Steißbein entsteht eine gerade Linie. 1

➤ Verweilen Sie für fünf Atemzüge im Berg.

➤ Um die Haltung zu beenden, senken Sie die Knie, schieben das Becken zu den Fersen und legen den Oberkörper auf den Beinen ab.

BECKENBODENERLEBNIS

In dieser angenehmen Entlastungshaltung verändert sich die Zugkraft des Zwerchfells. Der Beckenboden folgt dem dynamischen Rhythmus dieses wichtigsten Atemmuskels, der die Spannungen im Bauchraum beeinflusst. Außerdem werden bei hängendem Kopf das Kiefergelenk und der Mundraum gelöst. Das führt dazu, dass sich die Beckenbodenspannung harmonisiert. Sie fühlen sich nach dieser Übung insgesamt deutlich entspannter.

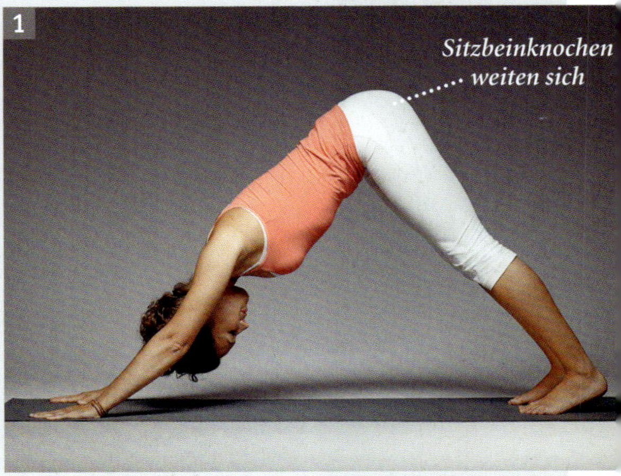

Schulterstand

Aufgrund der wohltuenden Wirkungen wird diese Haltung oft als die »Mutter aller Asanas« bezeichnet.

➤ In Rückenlage schieben Sie beide Arme in Richtung unterer Mattenrand und strecken die Beine senkrecht über dem Becken zum Himmel. Schieben Sie Kopf und Becken weit auseinander.

➤ Rollen Sie sich auf: Ziehen Sie das Steißbein zum Schambein, lenken Sie die Bauchdecke nach innen. Rollen Sie über das Kreuzbein und lösen Sie, vom Becken beginnend, Wirbel für Wirbel den Rücken von der Matte. Legen Sie beide Hände zur Unterstützung an den unteren Rücken.

➤ Einatmend lenken Sie die Sitzbeinknochen nach oben. Die Leisten strecken sich. 1 Verweilen Sie für mehrere Atemzüge.

➤ Lösen Sie die Hände und legen beide Arme ab. Ausatmend lassen Sie das Brustbein sinken. Gleiten Sie Wirbel für Wirbel zurück in die Rückenlage.

➤ Ziehen Sie abschließend beide Knie zum Herzen und umarmen Sie die Beine.

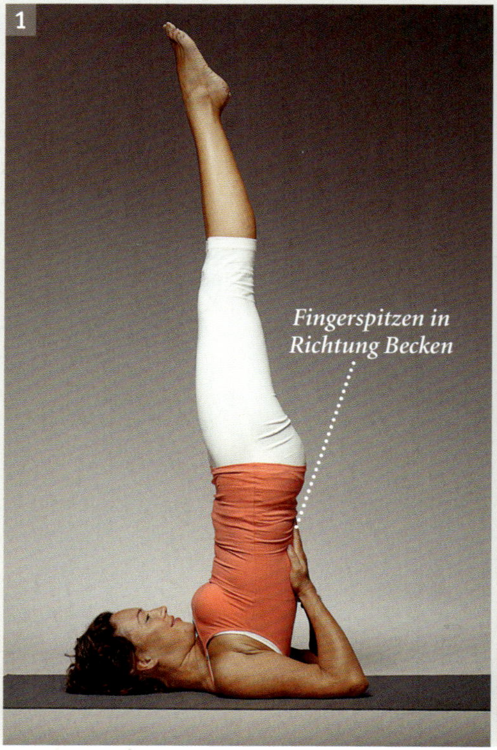

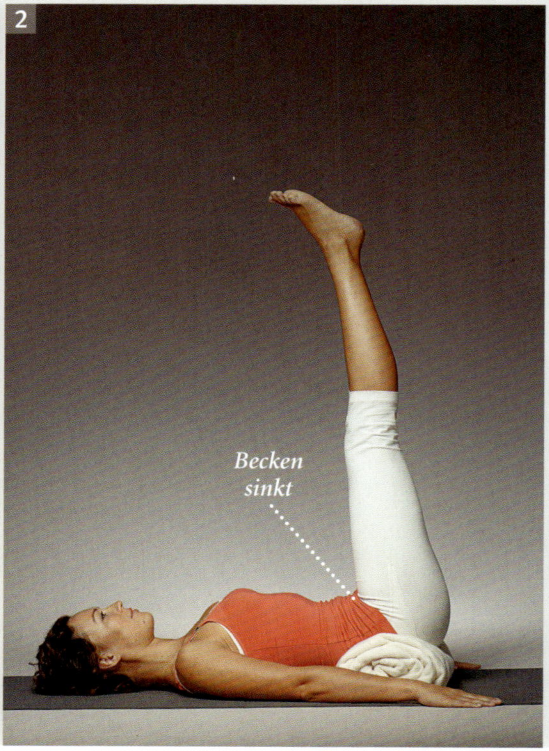

Variation

➤ Zum Regenerieren unterlagern Sie das Becken mit einem großen, festen Kissen und geben das Gewicht des Beckens darauf ab. 2

BECKENBODENERLEBNIS

Tauchen Sie in dieser Haltung ganz in das Wesen der Umkehr. Der Beckenboden wird genährt durch den venösen Rückstrom aus den Extremitäten.

Pflug

Wird der Körper zum Pflug, werden die Organe massiert und stimuliert und die Selbstheilungskräfte aktiviert.

➤ Beginnen Sie in der Rückenlage mit nach oben gestreckten Beinen. Aktivieren Sie ausatmend den Beckenboden. Das Steißbein zum unteren Mattenrand und nach oben schieben und über das Kreuzbein Wirbel für Wirbel aufrollen.

➤ Führen Sie die geschlossenen Beine im großen Bogen über den Kopf, bis die Zehen hinter dem Kopf am Boden stehen. 3

➤ Beide Sitzbeinknochen verlängern sich senkrecht nach oben, der untere Rücken streckt sich. Sie schaffen Raum zwischen Zwerchfell und Nabel.

➤ Die Hände streben zum unteren Mattenrand. Lassen Sie die Arme neben dem Körper oder legen Sie die Schultern enger zusammen und fassen Sie die Hände. Verweilen Sie fünf oder mehr Atemzüge im Pflug. Entspannen Sie Gesicht, Kiefer und die Augen in ihren Höhlen.

➤ Um die Haltung zu verlassen, lenken Sie das Brustbein ausatmend nach innen und legen jeden Wirbel behutsam zur Matte zurück. Umarmen Sie Ihre gebeugten Beine.

Variation

➤ Mit den Füßen an der Wand kann das Becken noch weiter aufsteigen. 4

BECKENBODENERLEBNIS

Lassen Sie los und geben Sie ab – vertrauen Sie auf die Intelligenz Ihres Körpers.

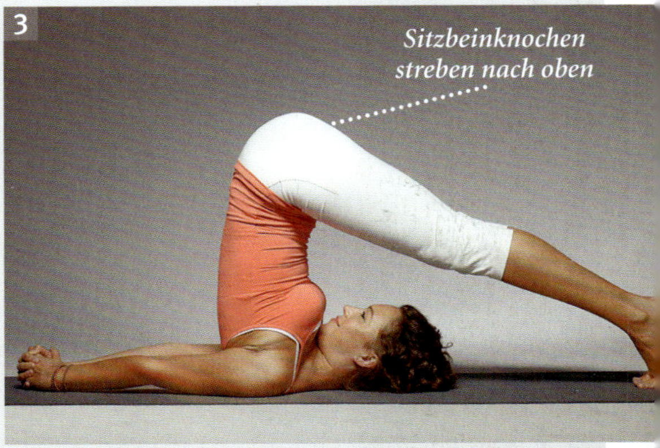
3
Sitzbeinknochen streben nach oben

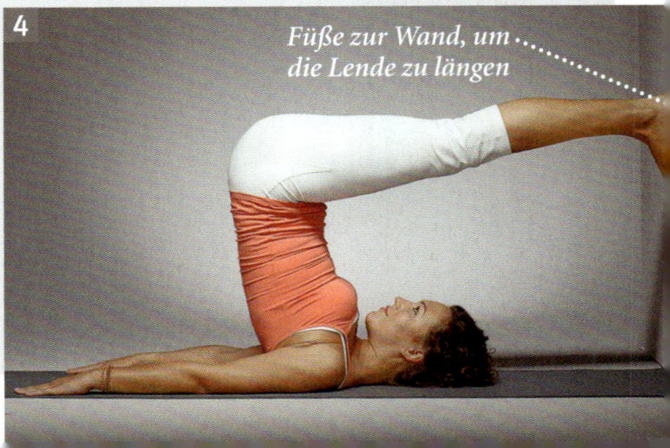
4
Füße zur Wand, um die Lende zu längen

ENTSPANNUNG

Entspannende und beruhigende Yoga-Haltungen sind wohltuend nach einem anstrengenden Tag und zudem ein wohliger Ausklang der Yoga-Stunde. Sie sind auch empfehlenswert, wenn Sie im stürmischen Alltag wieder ins Gleichgewicht kommen wollen.

Umkehrhaltung an der Wand

In dieser Haltung ruht das Becken und ist zusätzlich unterlagert. Es gibt nichts zu kontrollieren, auszubalancieren oder zu koordinieren. Nur noch anlehnen, abgeben und geschehen lassen. Sie tauchen in die Essenz des Mondes, der für die Umkehrhaltungen steht, ebenso wie für das weibliche Prinzip.

➤ Legen Sie ein dickes Kissen oder eine gefaltete Decke dicht an eine Wand. Setzen Sie sich mit angewinkelten Beinen auf das Kissen, sodass das Becken die Wand berührt.

➤ Stützen Sie sich hinter dem Becken ab. Drehen Sie sich in Rückenlage und bringen Sie die geschlossenen Beine an der Wand nach oben. Die Sitzbeinknochen berühren die Wand.

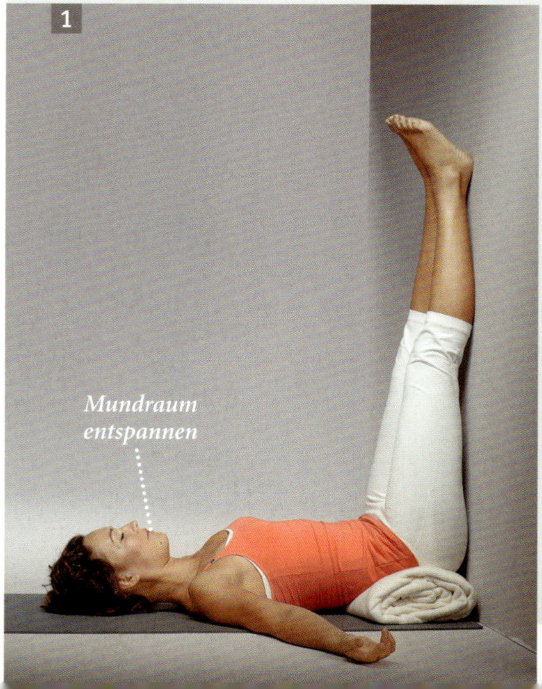

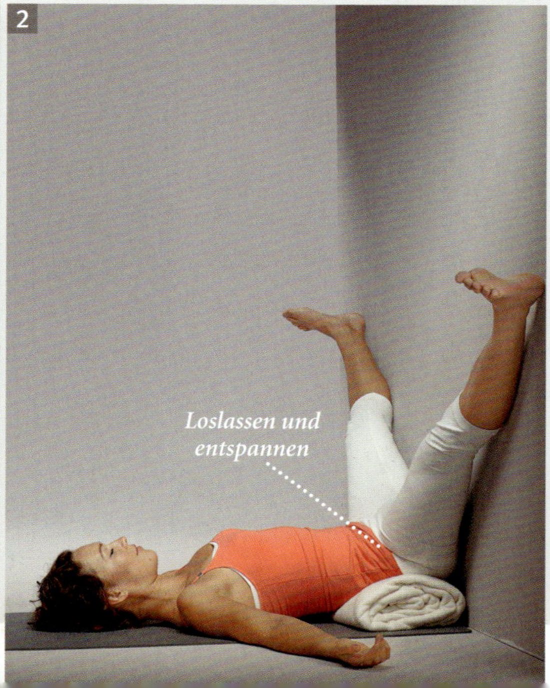

➤ Finden Sie für Ihre Arme eine entspannte Position, in der die Schultern vollständig auf die Unterlage sinken können. 1

➤ Lassen Sie Ihren Atem bis in die Tiefe des Beckens fließen und spüren Sie den immer ruhiger werdenden Wellen nach.

Variation

➤ Öffnen Sie die Beine an der Wand in eine weite Grätsche. 2

BECKENBODENERLEBNIS

Wenn die Beine an der Wand hochgelagert sind, beruhigt sich das Nervensystem und die Durchblutung des Beckens wird intensiviert.

Friedvolle Rückenlage

Die Unterlagerung der Beine lässt Ihren unteren Rücken tiefer entspannen.

➤ Legen Sie sich auf einer weichen Unterlage auf den Rücken. Unterlagern Sie die Beine mit einer gerollten Decke und geben Sie das Gewicht der Beine vollständig ab.

➤ Legen Sie sich ein warmes Kirschkernkissen auf den Unterbauch und zudem vielleicht ein Augenkissen auf die Lider. 3

➤ Verweilen Sie in dieser Haltung. Die Wärme und das Gewicht des Kirschkernsäckchens auf dem Unterbauch bringen den Atem bis in die Tiefe des Beckens. Einatmend dehnt sich die Bauchdecke gegen das warme Säckchen, mit jeder Ausatmung schmelzen alle Spannungen. Kommen Sie ganz bei sich an.

➤ Um die Haltung zu verlassen, legen Sie die Kissen zur Seite. Dehnen Sie den Körper wohlig, räkeln und strecken Sie sich und drehen Sie sich in eine Seitenlage, aus der Sie aufstehen können.

BECKENBODENERLEBNIS

Geben Sie sich ganz der Entspannung hin. Augenkissen, zum Beispiel mit aromatherapeutischer Füllung, helfen, das Gedankenkarussell zu entschleunigen.

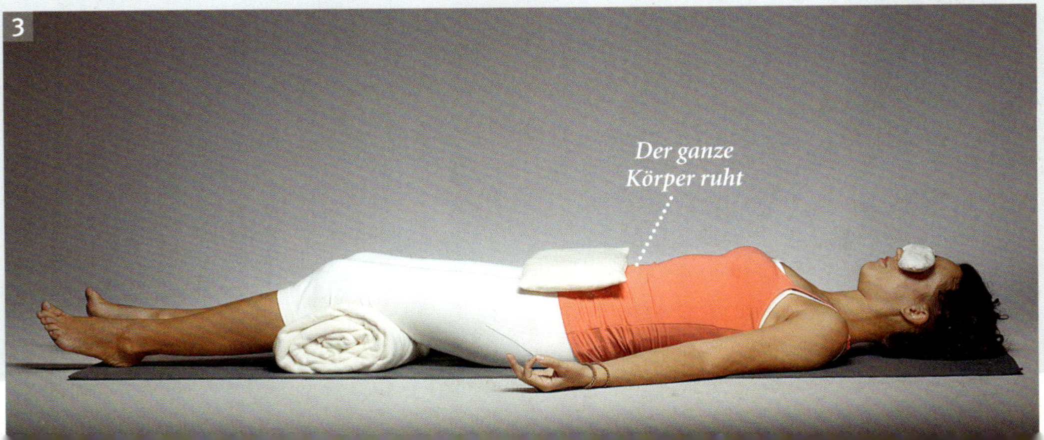

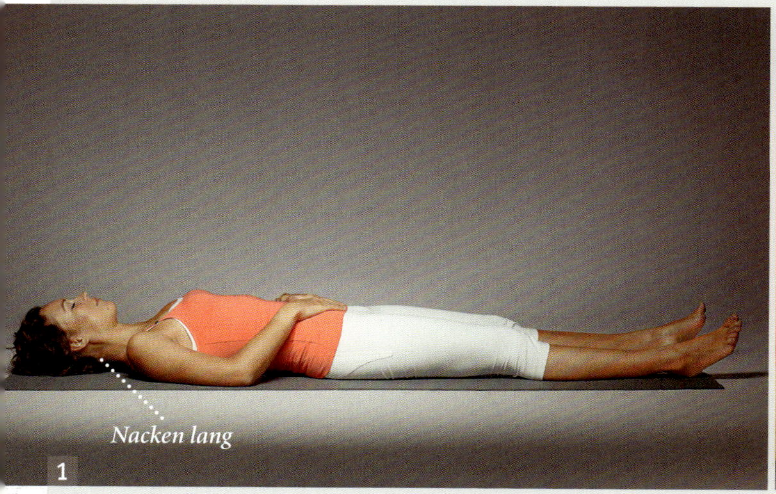

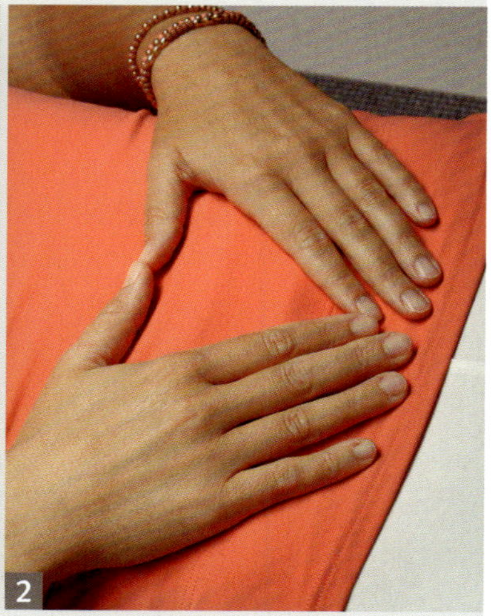

Energielenkung

Eine bewusste Atemführung kann die innere Befindlichkeit spürbar verändern. Prana, die Lebensenergie, folgt nach der yogischen Vorstellung dem Geist, das heißt: Dort, wo die Aufmerksamkeit ruht, fließt vermehrt Prana hin. Nutzen Sie das in den entspannenden Übungen.

➤ Kommen Sie in eine entspannte Rückenlage. 1 Legen Sie beide Hände entspannt im Trikona-Mudra flach auf den Unterbauch: Daumen und Zeigefingerspitzen berühren sich und zwischen den vier Fingern bildet sich ein Dreieck. 2

➤ Lassen Sie einige Atemzüge bis in den Unterbauch fließen.

➤ Atmen Sie bis in den Unterbauch ein und über das linke Bein bis zu den Zehen aus.

➤ Atmen Sie ein und spüren Sie dabei vom linken Fuß bis zum Unterbauch.

➤ Atmen Sie vom Unterbauch über das rechte Bein aus und ebenfalls über das rechte Bein bis zum Unterbauch wieder ein.

➤ Fahren Sie fort, im immer ruhigeren Rhythmus abwechselnd über das linke und das rechte Bein aus- und wieder einzuatmen.

➤ Verweilen Sie abschließend noch etwas in der Rückenlage, lassen Sie den Atem frei fließen und spüren Sie den Wirkungen nach.

BECKENBODENERLEBNIS

Energetische Dysbalancen können über Energielenkungen ausgeglichen werden. Außerdem werden durch die regelmäßige Praxis Wahrnehmung und Sensibilität verfeinert. So können Ungleichgewichte schneller aufgespürt und ausgeglichen werden.

Chakren-Meditation

Meditation entsteht, wenn der Geist sich tief entspannt und die Aufmerksamkeit fokussiert ist. Dann sind vor allem Klarheit und Präsenz des Geistes spürbar, begleitet von einem tiefen Entspanntsein, einem Zustand von äußerster Offenheit.

➤ Begeben Sie sich in einen aufrechten Sitz. Richten Sie das Becken auf und setzen Sie sich auf den höchsten Punkt Ihrer Sitzbeinknochen. Richten Sie sich aus Ihrer inneren Achse auf.

➤ Lenken Sie Ihre Aufmerksamkeit nun in den Raum zwischen Steißbein und Schambein, zum Beckenboden, dem Sitz des Wurzel-Chakras. Beleben Sie diesen Körperbereich durch Ihre Zuwendung, nehmen Sie seine Schwingungen wahr.

➤ Verbinden Sie sich mit der kraftvollen Energie der Erde, die in Ihnen schwingt und Sie nährt. Durch ihre Energie sind Sie mit allen Tieren, Pflanzen und der Umwelt verbunden. Die Kraft der Erde, symbolhaft rot wie das Wurzel-Chakra, schenkt Ihnen Sicherheit, Standfestigkeit und gesundes Vertrauen.

➤ Wenden Sie sich nun aufmerksam Ihrem Beckenraum etwas weiter oben zu, dem Sitz des Sakral-Chakras. Verbinden Sie sich mit Ihrer emotionalen Energie, den lustvollen und leidvollen Emotionen in Ihrem Becken. Alle Gefühle wie Freude und Schmerz, Hoffnung und Enttäuschung haben ihren Platz im Beckenraum.

➤ In der Farbe des Sakral-Chakras, dem Orange der aufgehenden Sonne, begegnen Sie mit Offenheit Ihrer Lebenslust.

➤ Legen Sie zum Abschluss die Hände vor dem Herzen im Anjali-Mudra zusammen. Lassen Sie die Energie des Beckens mit Ihren Herzensqualitäten verschmelzen. 3

BECKENBODENERLEBNIS

Der Energiefluss des Körpers passt sich an unsere Empfindlichkeiten an. In der Stille kann die Seele erblühen, können Erfahrungen verdaut werden. Lassen Sie in der meditativen Versunkenheit Dankbarkeit entstehen, eine Erfahrung von innerem Frieden.

3

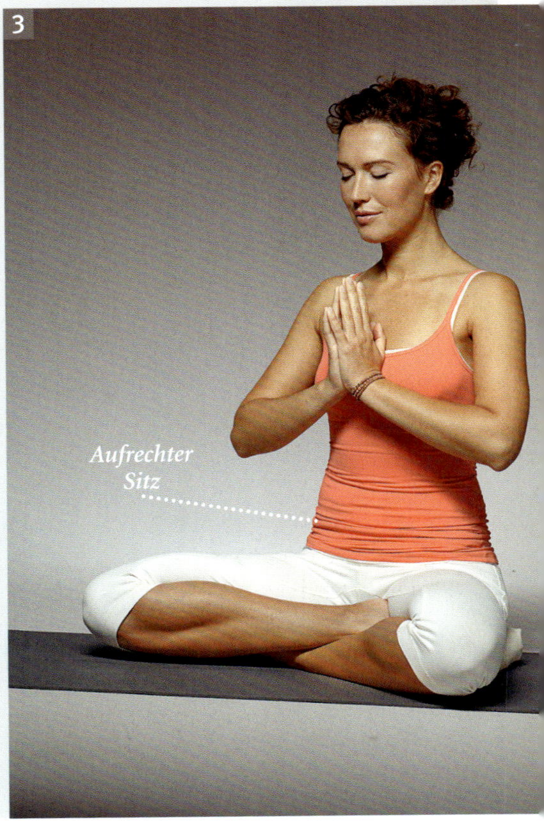

YOGA HARMONISIERT

Asanas, Atemübungen und Energielenkungen können so zusammengestellt werden, dass sie heilen, ausgleichen und aktivieren. So können Sie Ihre individuelle Übungspraxis an die Bedürfnisse und Wünsche Ihres Körpers anpassen. Im Folgenden finden Sie für einzelne Phasen im Leben jeder Frau gezielte Übungsangebote auf einen Blick.

SEQUENZ FÜR DIE ZEIT DER MENSTRUATION

Jede Frau erlebt die Tage der Menstruation anders. Einige Yoga-Traditionen verbieten jetzt, Yoga zu praktizieren. Aus meiner persönlichen Erfahrung, dem Feedback meiner Kursteilnehmerinnen und dem Rat meiner Yoga-Meisterin Kaliji Ray halte ich beckenweitende Haltungen, den Unterleib entspannende und sanfte beckenbodendehnende Asanas für sehr hilfreich. Fühlen Sie in sich hinein und nehmen Sie die Botschaften Ihres Körpers wahr. Was tut Ihnen jetzt gut? Die folgenden Übungen eignen sich vielleicht auch für Sie besonders gut in diese Zeit. Sie sind auch zu empfehlen, um Zyklusstörungen und Menstruationsbeschwerden auszugleichen. Passen Sie die Bewegungen in jedem Fall an Ihren ruhig fließenden Atem an.

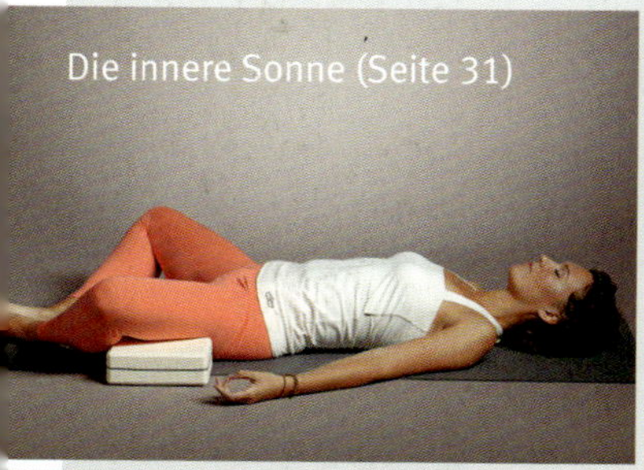
Die innere Sonne (Seite 31)

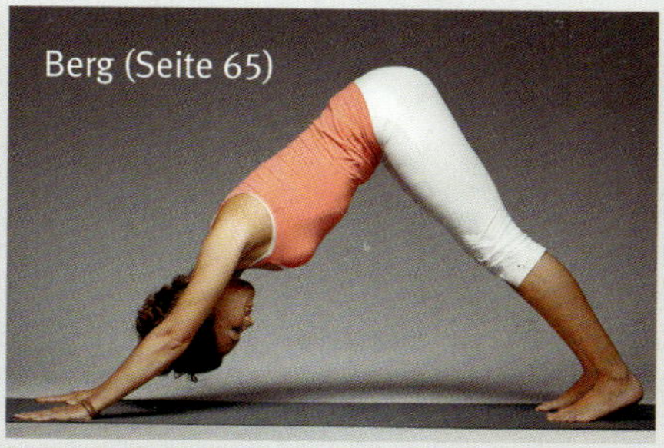
Berg (Seite 65)

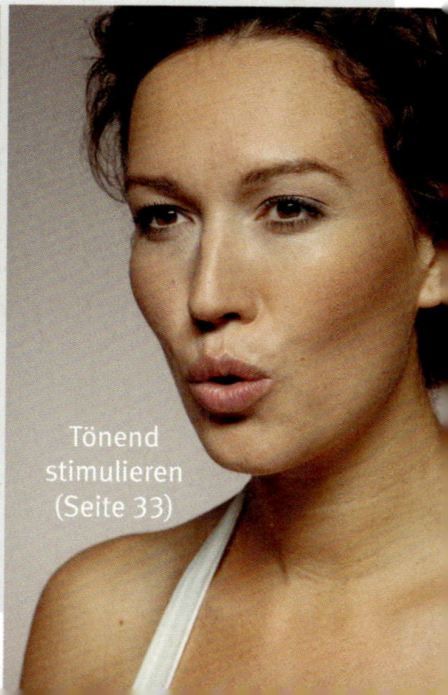
Tönend stimulieren (Seite 33)

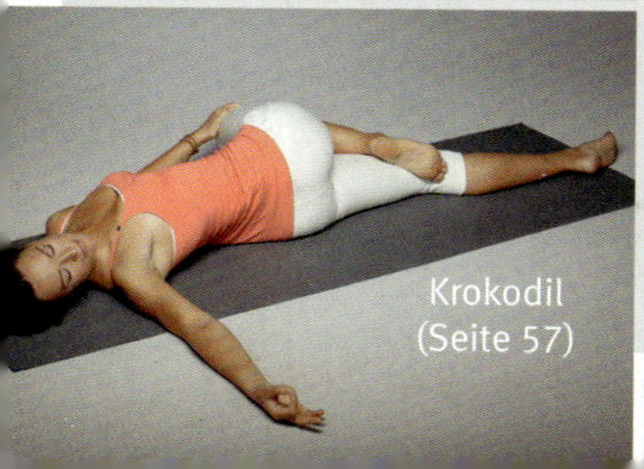
Krokodil (Seite 57)

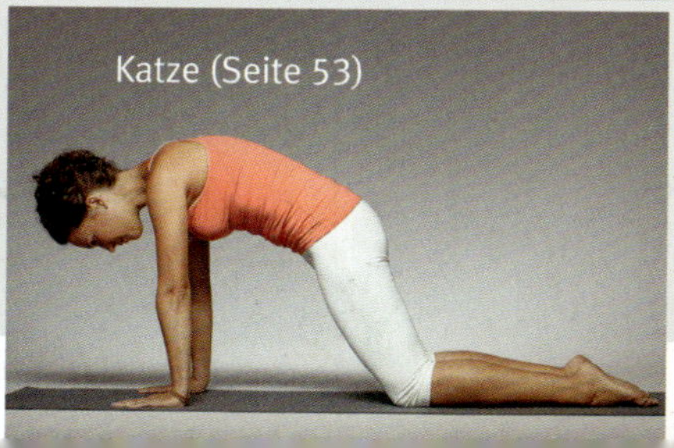
Katze (Seite 53)

SEQUENZ BEI PMS

Einige Tage vor der Menstruation kann das Prämenstruelle Syndrom auftreten, es lässt mit dem Beginn der Blutung nach. Neben Bauchkrämpfen und Stauungen in den Extremitäten sind vor allem Gefühlsschwankungen unangenehm. Neben entstauenden Haltungen kann die Yoga-Praxis auch ein Ventil bieten, um emotionale Dysbalancen zu lösen. Asanas, die eine Empfindung von Weite im Becken erlebbar machen, sowie die tiefe Bauchatmung lösen Druck und Verkrampfungen im Unterleib. Vor allem aber ein empfindsames Hineinfühlen in die weibliche Mitte und die Erfahrung, sich selbst etwas Gutes zu tun, wirken harmonisierend. Die abgebildeten Übungen eignen sich erfahrungsgemäß besonders gut in den Tagen vor den Tagen.

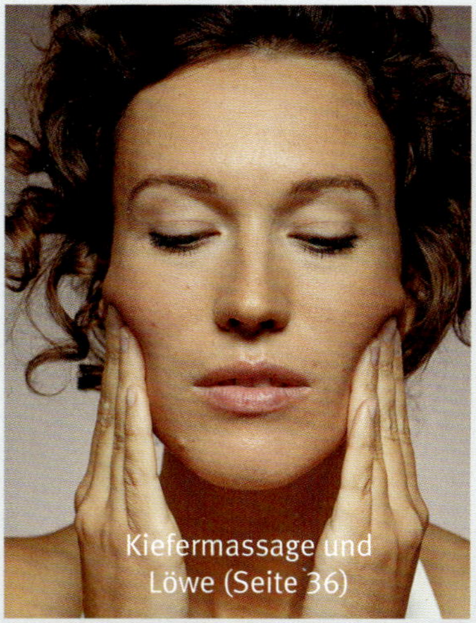

Kiefermassage und Löwe (Seite 36)

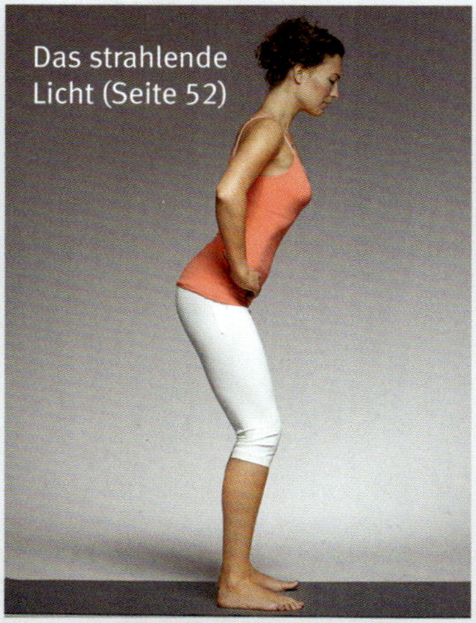

Das strahlende Licht (Seite 52)

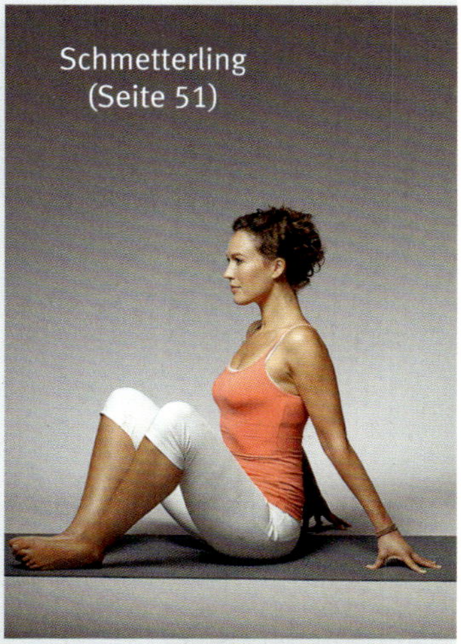

Schmetterling (Seite 51)

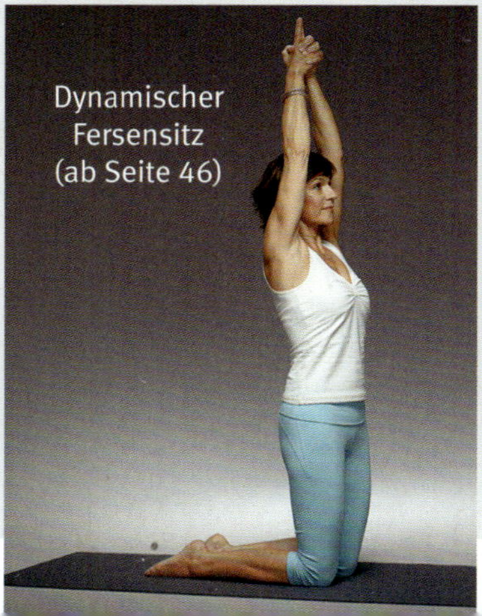

Dynamischer Fersensitz (ab Seite 46)

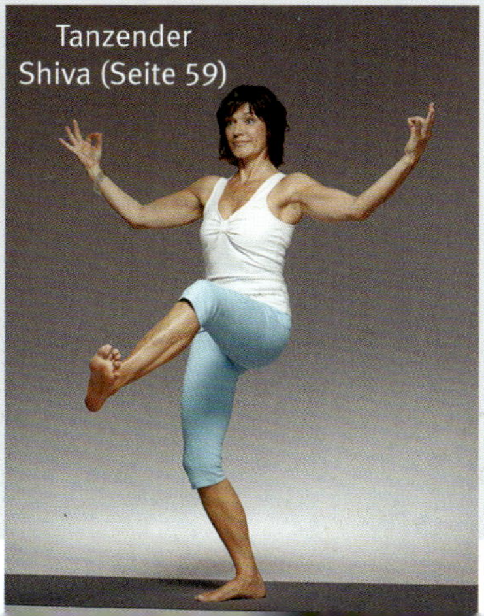

Tanzender Shiva (Seite 59)

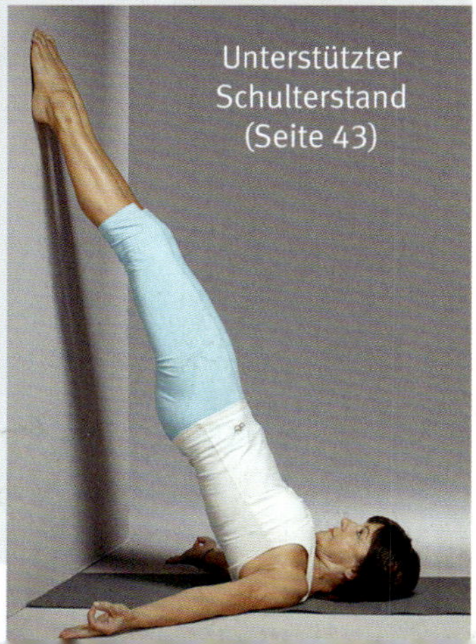

Unterstützter Schulterstand (Seite 43)

SEQUENZ ZUR RÜCKBILDUNG

Schwangerschaft und Geburt sind eine besondere Zeit und ein einschneidendes Erlebnis für Körper und Seele. Neben der Freude und der Verantwortung für das neue Leben ist jetzt Zeit wichtig. Es braucht, bis sich Ihr Körper wieder neu anpasst, tonisiert und energetisiert. Geben Sie ihm Gelegenheit, sich allmählich umzustellen. Übertriebene Kraftübungen, vor allem für die Bauchmuskulatur, können zu schweren Schädigungen des Beckenbodens führen, die unter Umständen auch Jahre später noch zu Problemen führen können. Yoga ist für eine junge Mutter eine besondere Möglichkeit, sich achtsam, bewusst und wertschätzend dem eigenen Körper zuzuwenden. Ein idealer Einstieg sind die Übungen für das Feingefühl (ab Seite 31). Als reaktives Beckenbodentraining eignen sich zudem alle Atemübungen.

Bevor Sie mit tonisierenden und kräftigenden Übungen beginnen, müssen alle Wunden vollständig verheilt sein. Ihre Hebamme oder Ihre Gynäkologin berät Sie gern, wann für Sie der richtige Zeitpunkt ist. Befragen Sie sie auch bezüglich der unteren drei Übungen aus der folgenden Auswahl.

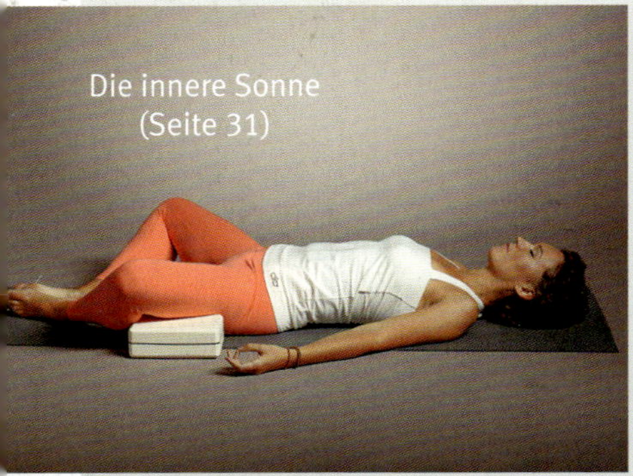
Die innere Sonne (Seite 31)

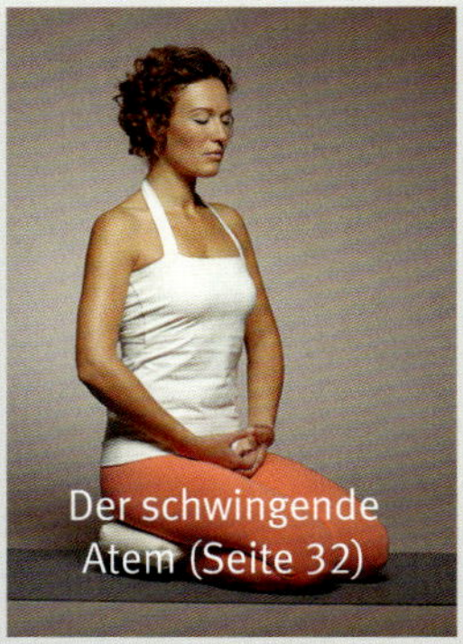
Der schwingende Atem (Seite 32)

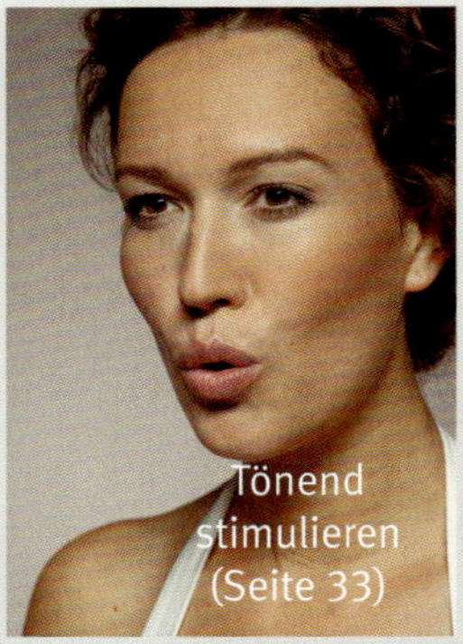
Tönend stimulieren (Seite 33)

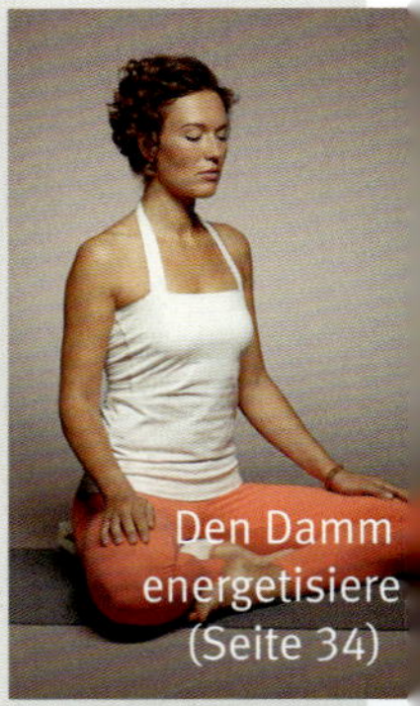
Den Damm energetisiere (Seite 34)

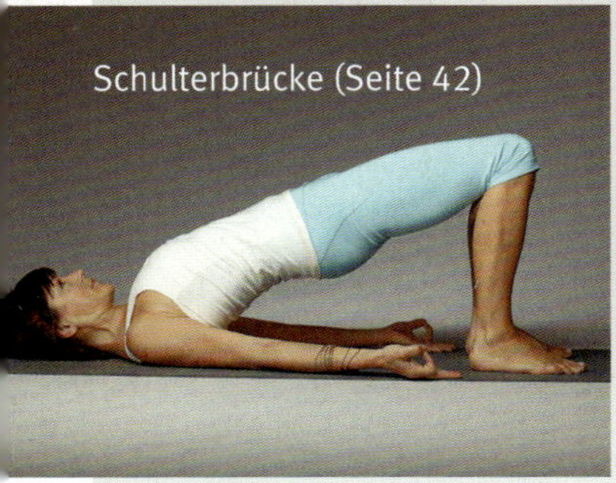
Schulterbrücke (Seite 42)

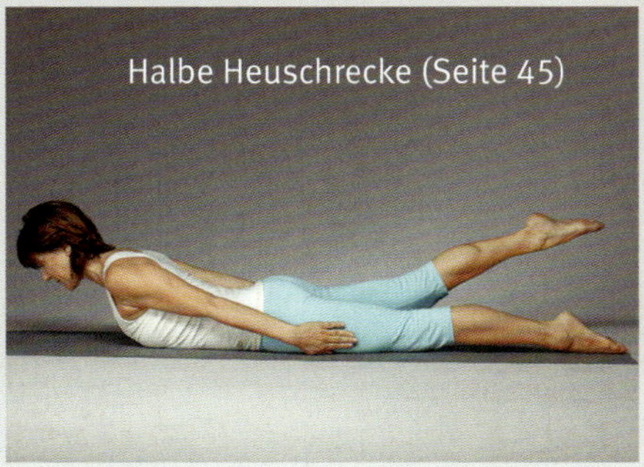
Halbe Heuschrecke (Seite 45)

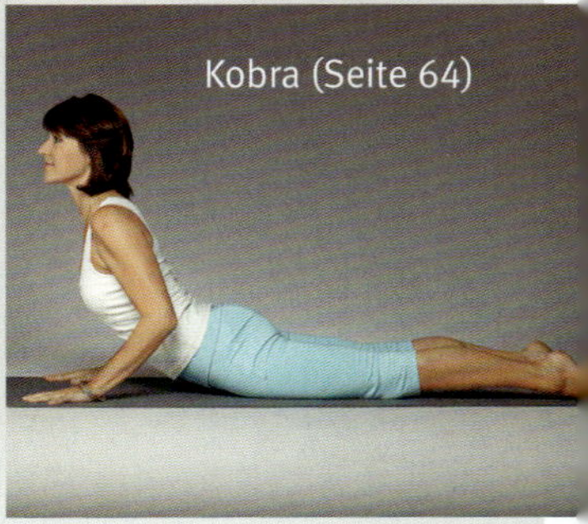
Kobra (Seite 64)

SEQUENZ FÜR DIE WECHSELJAHRE

Jede Wandlungsphase fordert eine Neuorientierung. Die sinkende Hormonausschüttung beim Reiferwerden der Frau kann Schlaflosigkeit, Angstzustände, Hitzewallungen, Gelenkschmerzen, Haarausfall und eine trockene, schmerzende Scheide hervorrufen. Mit ihren unregelmäßigen Schüben schränken diese körperlichen und emotionalen Entgleisungen die Lebensqualität stark ein. Yoga hilft, die Hormonschwankungen auszugleichen und vor allem eine neue Perspektive zu gewinnen. Fragen Sie sich: Welche neuen Chancen bietet dieser neue Abschnitt in meinem Frauenleben? Welche neuen Freiräume könnten sich jetzt zeigen, um Dinge zu erleben, für die es vorher keine Zeit gab? Yoga hilft, die Umstellungen zu akzeptieren, sich an die Veränderungen anzupassen und neue Wege zu gehen. Nutzen Sie insbesondere die folgende Übungsauswahl.

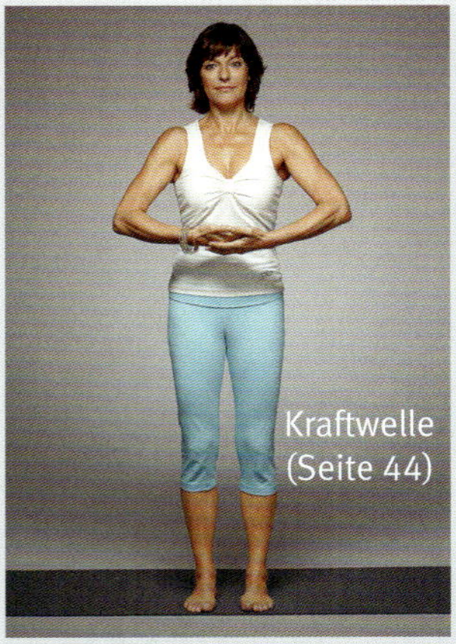
Kraftwelle (Seite 44)

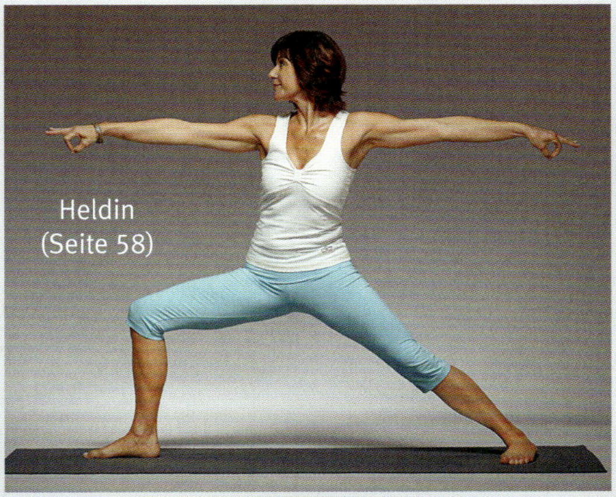
Heldin (Seite 58)

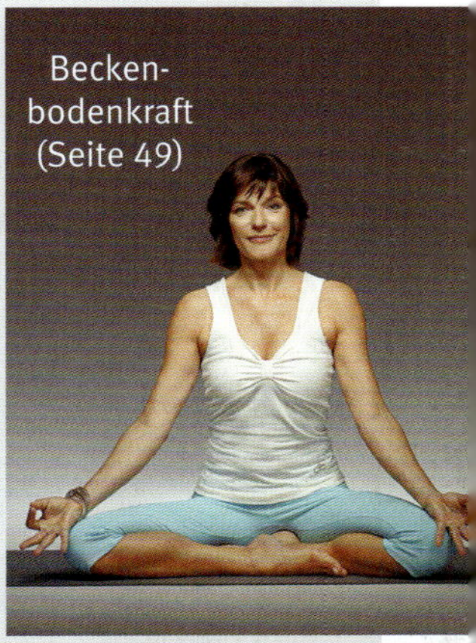
Beckenbodenkraft (Seite 49)

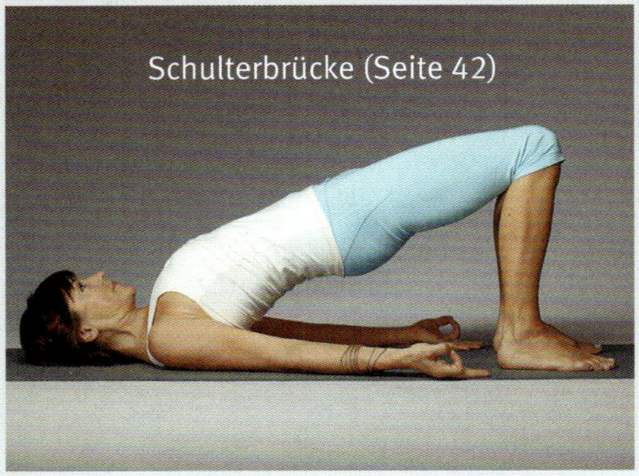
Schulterbrücke (Seite 42)

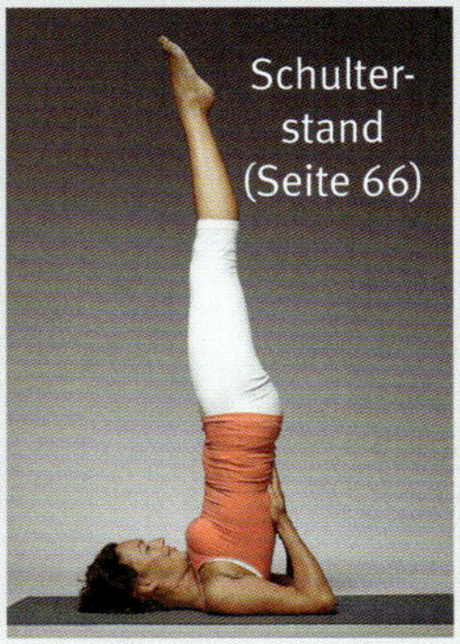
Schulterstand (Seite 66)

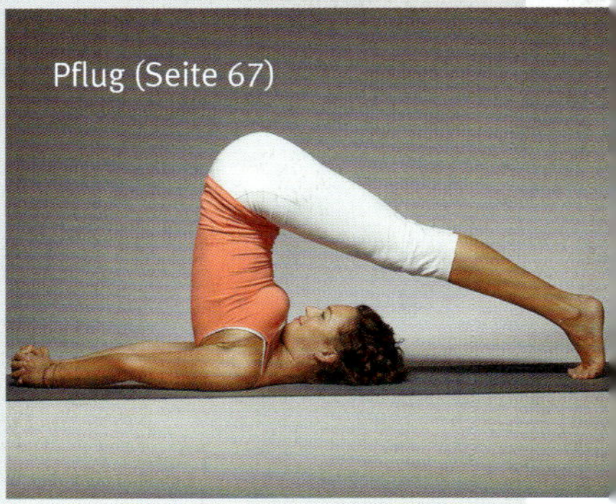
Pflug (Seite 67)

Bücher und Adressen, die weiterhelfen

Bücher

Eßwein, Jan Thorsten: **Achtsamkeitstraining** (mit CD); GRÄFE UND UNZER VERLAG

Franklin, Eric: **Beckenboden-Power: Das dynamische Training für sie und ihn;** Kösel

Liesner, Franziska: **Mein Beckenbodenbuch. Mehr Kraft, erfüllte Sexualität, beweglicher Rücken.** Mit Selbsttest zum erfolgreichen Training; Trias

Oellerich, Heike/Wessels, Miriam: **Kundalini-Yoga** (mit DVD); GRÄFE UND UNZER VERLAG

Tanzberger, Renate/Kuhn, Annette/Möbs, Gregor: **Der Beckenboden. Funktion, Anpassung und Therapie. Das Tanzberger-Konzept;** Urban & Fischer

Trökes, Anna: **Yoga. Mehr Energie und Ruhe** (mit CD); GRÄFE UND UNZER VERLAG

Trökes, Anna: **Yoga-Box.** 60 Übungskarten, Begleitbuch mit Übungsprogrammen; GRÄFE UND UNZER VERLAG

Waesse, Harry/Kyrein, Martin: **Yoga für Einsteiger;** GRÄFE UND UNZER VERLAG

Wolff, Christiane: **Chakra Energie. So aktivieren Sie Ihre sieben Kraftquellen. Die besten Übungen aus Yoga, Pilates, Tai Chi** (mit CD); Knaur

Wolff, Christiane: **Mein Yoga-Jahr. Kraftvoll, ausgeglichen und entspannt im Rhythmus der Natur;** Knaur

Wolff, Christiane: **YogaPilates** (mit DVD); GRÄFE UND UNZER VERLAG

Internet-Adressen

Die Angebote von Christiane Wolff finden Sie unter:
www.christiane-wolff.de

Qualifizierte Yoga-Lehrerinnen in Ihrer Nähe:
www.bdy.de
www.yoga.de
www.syg.ch

TriYoga-Schulen:
www.triyoga.com
Attersee: www.triyoga-center.com
Berlin: www.triyoga-akademie.de
Bern: www.triyogawave.ch
Königstein: www.triyoga-center.de
München: www.triyogaflows.de
Zürich: www.triyoga.ch

Dank von Christiane Wolff

Es ist mir eine große Freude, meine Liebe zum Yoga, dieses einzigartige Geschenk eines lebenslangen Begleiters mit anderen teilen zu können, sowohl im Unterricht als auch in meinen Büchern und DVDs. Mein Herz ist dabei erfüllt von einer tiefen Dankbarkeit gegenüber allen Lehrerinnen und Lehrern, die mich in die Tiefen des Yoga geführt haben. Die weibliche Kraft des Yoga verdanke ich meiner Yoga-Meisterin Kaliji Ray, mit der ich mich tief verbunden fühle. Vielen Dank an Johannes Rodach für die aussagekräftigen Bilder und sein Einfühlungsvermögen, mit dem er dieses besondere Thema professionell umsetzte. Ich verneige mich vor dem gesamten Cube-Film-Team für die außergewöhnliche Hingabe bei der DVD-Produktion. Es ist eine große Freude, mit einem starken und menschlichen Team zu arbeiten, und sicherlich spüren Sie, wie intensiv wir alle Details beim Üben mit der DVD für Sie hinterfragt haben. Meine Kraft, meine innere Stimme, der ich folge, und mein Engagement verdanke ich meiner Mama, deren Wesen in allen Dingen, die aus meinem Herzen heraus geschehen, mitschwingt.

Register

Impressum

Projektleitung: Maria Hellstern

Lektorat: Diane Zilliges

Bildredaktion: Henrike Schechter

Satz: Christopher Hammond

Layout und Umschlaggestaltung: independent Medien-Design, Horst Moser, München

Herstellung: Markus Plötz

Lithos: Repro Ludwig, Zell am See

Druck und Bindung: Print Consult, München

ISBN 978-3-8338-2053-3

1. Auflage 2012

Die GU-Homepage finden Sie im Internet unter www.gu.de

Umwelthinweis: Dieses Buch ist auf PEFC-zertifiziertem Papier aus nachhaltiger Waldwirtschaft gedruckt.

Bildnachweis

Fotoproduktion: Johannes Rodach

Weitere Abbildungen: Getty: S. 6, 19; Fotolia: S. 21, 22

Illustrationen: Ingrid Schobel

Syndication: www.jalag-syndication.de

DVD-Produktion: CubeFilms GbR, Mannheim

Dank für die Unterstützung der Foto- und DVD-Produktion an:
www.kamahyoga.com
www.yogishop.com

Wichtiger Hinweis

Die Methoden und Informationen in diesem Buch und auf der beiliegenden DVD wurden mit größtmöglicher Sorgfalt erstellt und haben sich in der Praxis bewährt. Es liegt jedoch in der Verantwortung der Leser, zu entscheiden, ob und inwieweit sie Übungen und Anleitungen umsetzen wollen. Weder Autor noch Verlag können für eventuelle Nachteile oder Schäden, die aus den im Buch gegebenen praktischen Hinweisen resultieren, eine Haftung übernehmen.

GRÄFE UND UNZER

Ein Unternehmen der
GANSKE VERLAGSGRUPPE

GEZIELT ÜBEN

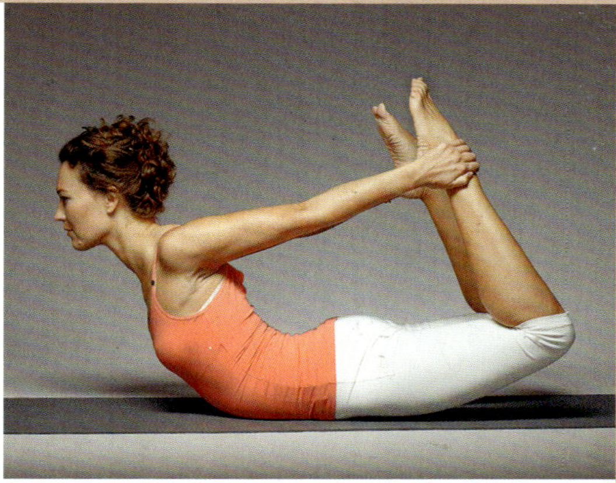

Zum Nachschlagen

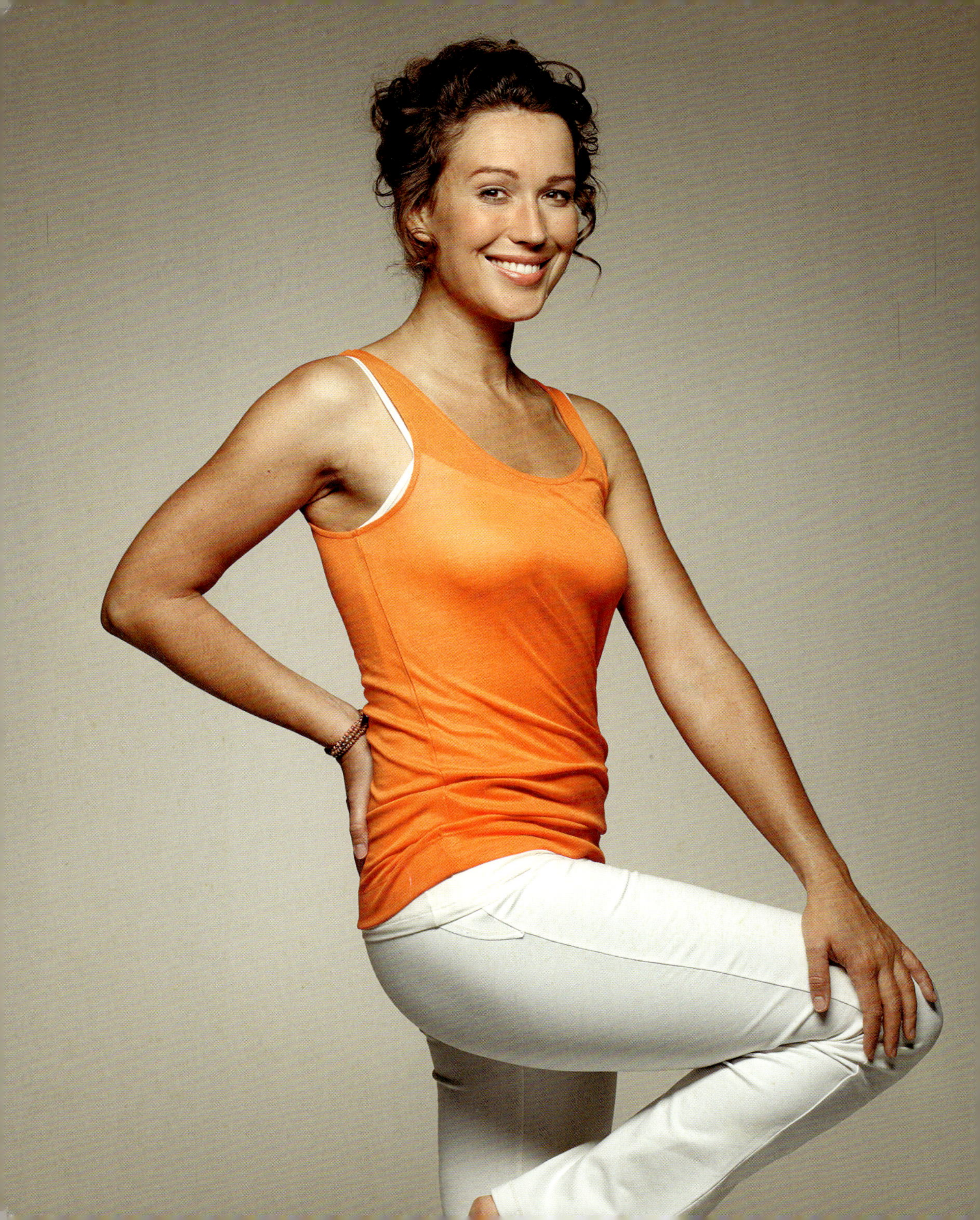